母婴菌脉
传承与健康

来自母亲的第一份礼物

张琳◎主编

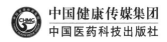

中国健康传媒集团

中国医药科技出版社

内 容 提 要

这是一本集专业、科学、实用于一体的科普读物。编者均为来自儿科、妇产科、生殖科等不同领域的专家学者，以"母婴菌脉传承"为主旨，从"微生物与人类是一个超级共生体"的角度，用通俗易懂的语言，揭示了微生物组与人类近期及远期健康的奥秘。

本书适合医疗健康产业从业者以及关心自己和家人健康的人群阅读。

图书在版编目（CIP）数据

母婴菌脉传承与健康：来自母亲的第一份礼物/张琳主编.—北京：中国医药科技出版社，2024.5

ISBN 978-7-5214-4642-5

Ⅰ.①母… Ⅱ.①张… Ⅲ.①妇幼保健 Ⅳ.① R17

中国国家版本馆 CIP 数据核字（2024）第 095071 号

美术编辑 陈君杞
版式设计 也 在

出版 **中国健康传媒集团** ｜ 中国医药科技出版社
地址 北京市海淀区文慧园北路甲 22 号
邮编 100082
电话 发行：010-62227427 邮购：010-62236938
网址 www.cmstp.com
规格 880×1230mm $^1/_{32}$
印张 7
字数 150 千字
版次 2024 年 5 月第 1 版
印次 2024 年 5 月第 1 次印刷
印刷 北京盛通印刷股份有限公司
经销 全国各地新华书店
书号 ISBN 978-7-5214-4642-5
定价 **35.00 元**

获取新书信息、投稿、为图书纠错，请扫码联系我们。

编委会

序一

我们每个人的肠道里都生活着一个由细菌、真菌、原生动物和病毒等微生物构成的微观生态系统，俗称"肠道菌群"。由于其中的微生物种类多、数量大、关系复杂，通常把肠道菌群比喻为由微生物构成的"热带雨林"。那么，这个微生物的"热带雨林"对我们人体的健康是可有可无的，还是必不可少的？如果肠道菌群对我们的健康非常重要，有没有哪些具体的细菌起着最为关键的作用呢？对我们的健康最为关键的细菌种类是什么？是从哪里进入我们身体的呢？我们怎样才能让这些关键的细菌一直伴随着我们，长久地保护我们，让我们终身健康呢？

您眼前的这本书《母婴菌脉传承与健康》，就是针对这些关乎每个人健康的问题，由国内8位知名儿科专家、3位知名妇产科专家从自己的学术成果和临床经验出发，为我们准备的科普盛宴。阅读此书，相信既能满足你科学上的好奇心，也能让你找到肠道里的"健康密码"。

作为一位在肠道菌群研究领域耕耘了35年的人，在你阅读此书之前，我想与你分享两个新的概念，相信可以帮助你更好地理解书中的内容。

第一个概念叫"基石功能群"，俗称"大树细菌"。

"基石功能群"是由我提出的一个新的科学概念。为了让大家更容易理解这个概念，我又为它起了一个俗名"大树细菌"。大家都知道，高大的乔木树种是热带雨林里面最重要的成员。只有当这些乔木树种的密度超过一定的临界值，形成密闭的树冠的时候才能构成一个繁荣和稳定的热带雨林。在生态学中，乔木这样的生态系统的关键成员被称为"基石物种"。整个热带雨林的结构和功能的稳定都建立在乔木树种这样的"基石"之上，可见其重要性。

我们的研究发现，在由微生物构成的肠道"微观热带雨林"中，也存在类似乔木的细菌种类，对整个肠道菌群的构成和稳定起着至关重要的作用，可以称之为"大树细菌"。与宏观的热带雨林不同的是，肠道菌群中的大树细菌不是单一的种类，而是多种细菌构成的一个生态功能群，因此，我把它称为"基石功能群"。

2018 年，我们在美国《科学》杂志发表的关于菌群与糖尿病的研究论文中，发现了基石功能群的第一个例证。这是一个由 15 株不同细菌构成的基石功能群。当它们在肠道中占据生态优势以后，原来在病人肠道里占优势的能够产生内毒素、吲哚和硫化氢等有害物质的细菌生长就受到抑制，数量下降。这些有害物质的产生菌下降有什么意义呢？

内毒素可以引起炎症，造成胰岛素抵抗。减少内毒素的产生，可以降低炎症，恢复胰岛素受体的敏感性；吲哚和硫化氢可以抑制肠道内分泌细胞 –L 细胞分泌现在几乎家喻户晓的激素 GLP-1，也可以同时抑制 L- 细胞产生另外一个激素 PYY。减少了吲哚和硫化氢的产生，促进 L- 细胞分泌 GLP-1，可以增加胰岛素分泌，抑制食欲，有利于减轻体重；减少了吲哚和硫化氢的产生，还可以增加 PYY 的产生。PYY 是一个食欲调节激素，升高 PYY 可以令人在节食的情况下依然感到满足，不会出现长期节食减重造成的焦虑和抑郁。我们的研究还发现，大树细菌占据生态优势以后，产生致癌物质等致病因子的有害菌也都会受到抑制。

大树细菌之所以能够把这么多的有害菌压制下来，是因为大树细菌可以通过产生短链脂肪酸，造成肠道酸化、产生杀菌作用和生态占位效应等，使肠道环境不利于有害菌的生存。这就好比当大树长到足够的密度形成密闭的树冠以后，森林内部阴暗潮湿的环境不利于喜欢阳光的杂草的生存，它们自然也就都消退了。因此，维持大树细菌在肠道中的生态优势地位是非常重要的。这是我们需要理解的关于菌群如何影响我们健康的第一个重要概念。

第二个概念叫"有益菌的跨代垂直传递"，俗称"菌脉"。

2016年，在给国际著名的微生物学家布雷泽教授的名著《消失的微生物》所做的中文版序言中，我第一次提出了"菌脉"的概念。

我们都知道，我们的基因是从父母那里遗传来的。这种家族基因的世代传递可以称之为"血脉相传"。多数人不知道的是，我们从父母那里得到的不仅仅是家族基因，还有"大树细菌"。由于大树细菌对人的健康至关重要，我们一出生，大树细菌就必须进入我们的肠道而且成为优势物种。否则，没有免疫力的新生儿，如果肠道里出现有害菌的泛滥，生命将会受到威胁。

为了保证大树细菌能第一时间进入新生儿的肠道，大自然早有安排。首先，母亲的产道中会有大树细菌定居。自然分娩的时候，新生儿经过产道自然就会得到它们。其次，母乳中也有大树细菌，通过尽早哺乳，我们也可以让大树细菌尽早进入新生儿肠道中。进入肠道的大树细菌如果得不到营养支持，也难以在肠道中占据优势。这一点，大自然也早有安排。母乳中含有每升10~15g的母乳寡糖，可以为大树细菌提供专用的营养。因此，自然分娩和母乳喂养的新生儿肠道中的大树细菌常常可以占到总菌量的70%~80%之多。这样一个大树细菌占据优势的肠道环境，各种有害菌进入以后，都不能过度泛滥，造成感染，而只能作为"活靶子"锻炼新生儿的免疫系统。因此，从菌群的角度看，自然分娩和母乳喂养对大树细菌的世代相传和菌脉延续至关重要。

值得注意的是，我们的研究发现，大树细菌的基因组里没有抗生素抗药性基因，也没有能够引起疾病的毒力因子的基因，可以说，它们没有作恶的工具，是"天生的好人"，对新生儿是安全的。不过，这也意味着，如果给新生儿使用抗生素，也很容易造成大树细菌的覆灭。这一点，也希望引起年轻父母的警惕。因此，菌脉是我们需要理解的关于菌群与健康的第二个重要概念。

有了"大树细菌"和"菌脉"的概念作为统领，相信你在阅读此书的时候，会像在大海里航行一样，有了定方向的罗盘，会更深刻地理解书中介绍的关于肠道菌群的健康知识。这些健康新知来自第一线的临床医生，具有很强的实用性，相信可以让我们每一个人受益。

是为序。

教授

美国新泽西州立罗格斯大学应用微生物学冠名（终身）讲席教授
2024 年 4 月于美国新泽西州

4

序二

近十余年来，人体微生物组的研究取得了巨大进展，逐渐揭示人体微生物组对机体发育、代谢、免疫、正常生理功能等发挥着重要作用。人体微生物组包括细菌、病毒、真菌等，广泛分布在口腔、消化道、呼吸道、皮肤、泌尿生殖道等部位。微生物组是人体的重要组成部分，与生俱来，与许多疾病密切相关。了解、研究人体微生物组，揭示生命的奥秘，不仅是当今生物医学的科技前沿，也是健康科普的前沿阵地。人体的微生物是哪里来的？母婴的微生物如何传递？微生物对新生儿有什么意义？哪些疾病和微生物有关？诸多问题都是科学界和大众迫切需要知道的科学和生活问题。

《母婴菌脉传承与健康》一书问世，内容丰富，精心策划 100 多个问题，将细菌方面最新研究结果或观点深入浅出、简明扼要地以问答方式和读者对话。编者都是该方面临床和研究专家，他们既有丰富的实践经验，又掌握最新的研究发现，科学性强。本人先读本书，深受裨益，既有助专业学习，也有科普价值，相信本书能成为广大读者的良师益友。

主任医师　教授

中国人民解放军总院消化内科

微生态科、微生态实验室

2024 年 4 月于北京

序三

　　人体的健康状况不仅取决于自身的遗传因素，还与人体内的微生物群的作用密切相关。人体携带比其自身细胞多 10 倍的微生物细胞，而它们编码的基因数量是我们自身基因数量的 100 多倍。这些微生物细胞参与人体的一切生理功能，如消化、吸收、代谢、免疫、酶活性及内分泌等功能。我国微生态学奠基人康白教授提出：正常微生物群是生物体整体一个不可分割的组成部分；从生态学出发，人、动物、植物、微生物，所有生物体构成了一个统一的生物区系；宿主和其体内的正常微生物群互为环境，同步进化，微生态系统应为"在一定的时间和空间内相互作用的有机物和无机物的总和"；在宿主的遗传控制下，正常微生物群、免疫与营养构成的"微生态三角"相互依赖、相互制约。人体对外与大环境，对内与小环境都需要平衡，生命现象的本质是生物体与内外环境的平衡与稳定。

　　生命，包括人类、动物、植物及微生物，是物质运动的一种表现，其特征是能自我复制和代代相传。代代相传就要靠生命遗传信息的传递。胎儿出生以前，通过脐带得到妈妈血液提供的营养。出生以后，新生儿带着妈妈给造好的有着各种保护性抗体的血液面对陌生的世界，以保证其健康生长和面对即将到来的世界，为此我们称之为"血脉"。近年来，科学家提出新生儿肠道初始化定植的微生物可能源于母体的口腔、肠道、胎盘和泌尿生殖道，并受母孕期营养和疾病的影响。母孕期肠道微生物群的变化不仅决定其自身的健康状态，也决

1

定子代出生后肠道菌群的定植路线和免疫发展方向。故"菌脉"这一概念逐步走入了人们的理念中，因此，母子之间不但有"血脉相连"，还存在"菌脉相连"，这就意味着人体肠道微生物组能代代相传。

在婴儿出生后短短 3 年的时间里，各种各样的微生物就自发地组织成了一个可以支持生命的系统，进行复杂的微生态初级演替过程。这个过程在我们每一个人身上都发生过。最初这 3 年里，新入住的微生物最富于变化，这也正是婴儿在代谢、免疫、神经方面快速发育的时期。这个关键的时期为人生后续的过程，包括童年、青春期、成年、老年阶段都奠定了良好的生物学基础——除非某些外在因素扰乱了它们，如抗生素、剖宫产和人工喂养的泛滥可能会把这种天然的"菌脉"割断。因此，保护和维护新生儿的"菌脉传承"对儿童后续发育成长有着重要意义。

张琳和郑跃杰教授主编的这部《母婴菌脉传承与健康——来自母亲的第一份礼物》著作，以母婴"菌脉传承"为主要脉络，系统阐述了微生态学的一些基本理论和应用。从菌群与人体健康、母婴菌脉传承、婴幼儿肠道菌群的建立和发育对近期及远期健康影响、微生态调整策略四个章节，系统回答了肠道微生态对人体的健康作用，特别是对婴幼儿发育和近期、远期健康影响，以及相关疾病的微生态调整治疗措施等 135 个问题。本书内容深入浅出，易为非专业人员理解和掌握，是不可多得的一本科普佳作。

袁杰 教授

中华预防医学会微生态学分会副主任委员

中国微生态学杂志执行主编

2024 年 4 月 15 日于大连

2

前言

消化道不仅是营养物质代谢吸收的场所，也是微生物定植密度最高的场所，聚集着大量的与人类长期共同进化的微生物组群包括细菌组群、古细菌组群、病毒组群、真菌组群和噬菌体组群，并参与机体的营养、代谢、免疫和行为应激等诸多生理过程，故将其看作是人体一个独立且密不可分的"器官"，与人体间维系着既相互依存又相互制约的"平衡状态"，维护着机体的健康，任何因素打破了肠道菌群与人体间的这种"动态平衡状态"，将会导致多种疾病的发生。

众多研究表明，生命早期微生物群播种对婴儿体格生长发育、免疫发育，以及远期健康均至关重要。通常来说新生儿出生后肠道初次定植的微生物群多源于母亲的阴道、粪便和所接触的皮肤，母乳喂养也起到了积极促进作用。母孕期母体健康不但决定其自身的微生物组群，也决定着其子代"垂直传播"的微生物组群和肠道菌群的发育轨迹。但目前生命早期初次暴露微生物的精准时间和场所并不十分清楚，故"人体微生物起源"仍是学术界感兴趣和进一步研究的话题。近期一些研究认为，生命早期肠道菌群的初始化定植和演替是一个复杂而连续的过程，不仅受其母体，也受外界因素的影响如分娩方式、喂养方式、抗生素暴露、疫苗接种以及疾病等。"母子间菌脉传承"可能是通过胎盘、羊水、母亲粪便以及乳汁等途径塑造婴儿早期肠道菌群，在此时期任何因素导致肠道菌群失衡均会增加婴儿远期疾病如过敏性疾病、肥胖、代谢性疾病，以及神经精神系统等疾病的发生风险。生命早期采用微生态学措施进行干预，不但可扶正肠道菌群结构，维护微生态平衡，也可诱导免疫发育，达到防病治病的目的。

现今社会，随着物质的极大丰富，人们对疾病与健康的关注和重视达到了前所未有的高度。除了延长人类的生命周期，如何提升生命质量也是亟待解决方案。

本书以"母婴菌脉传承"为主线，以问答科普形式，探讨了人体正常微生物对人体营养、代谢、免疫等各种生理学功能的影响，揭示了人体生命早期 1000 天肠道菌群初始化建立与人类健康近期及远期的关系，以及人体是如何与微生物共存共荣的，同时也介绍了包括益生菌、益生元在内的微生态调节方法。

希望本书能为传播微生态学健康知识、科学合理使用微生态制剂以及改善大众微生态系统健康水平提供重要参考。

感谢美国新泽西州立罗格斯大学应用微生物学冠名（终身）讲席教授赵立平先生、中国人民解放军总院消化内科杨云生教授以及中华预防医学会微生态学分会副主任委员袁杰力教授对本书的关心与支持！

感谢所有编委及编委助手在繁忙的医疗工作之余编撰书稿，编委会秉承严谨求实的态度，编写内容基于编者科研成果、临床经验以及参考国内外文献中的研究发现及进展，均为客观论述。在本书的编撰过程中，对所有提供支持与帮助的机构及成员，特此深表谢意！

由于水平有限，书中难免存在不足及疏漏之处，敬请读者不吝指正。

张琳　　主任医师　教授

河北医科大学第三医院儿科

2024 年 4 月于石家庄

目录

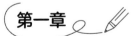

菌群与人体健康概述

Part 1

Part 2

Part 3

人体微生物从哪里来？　　23

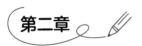

第二章

母婴菌脉传承

Part 1

Part 2

母亲肠道菌群对孕妈健康和妊娠结局的影响 57

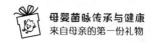
Part 3

割断家族世代传承的健康菌脉的影响因素   82

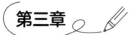

第三章

婴幼儿肠道菌群的建立和发育对近期及远期健康影响

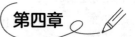

第四章

微生态调整策略

第一章

菌群与人体
健康概述

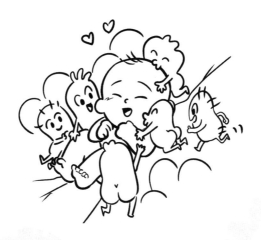

Part 1

人体微生物

——伴随我们一生的朋友

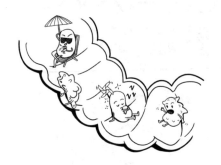

1 什么是微生物？什么是微生物群？

微生物顾名思义，就是微小的生物，小到什么程度？小到我们用肉眼看不见，需要借助显微镜才能观察到。微生物包括细菌、病毒、真菌等，微生物广泛存在于自然界，包括空气、水、土壤等，当然也包括动物和人体中。

在人体的皮肤与黏膜表面及与外界相通开放的腔道如鼻腔、口腔、食道、胃和肠道、气管支气管、泌尿道和生殖道内寄居着大量不同种类的微生物，由于不是指单一的某一种微生物，而是

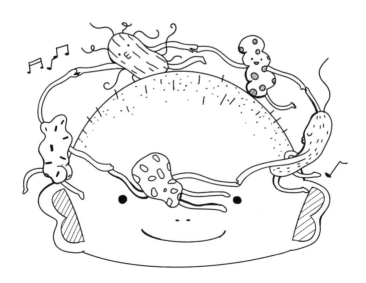

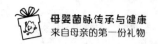
多种微生物的群体，所以通称为微生物群（又称为菌群）。正常情况下这些微生物群对人体不仅无害，而且有益，甚至是必需的，与人体处于共生状态，所以又称正常微生物群或共生微生物群，研究人体正常微生物群与人体之间相互作用的学科统称为人体微生态学或医学微生态学，通俗讲就是人体微生态。

（郑跃杰　深圳市儿童医院）

② 为什么说人体是一个"超级生物体"？

人体中的正常微生物群种类繁多，数量巨大。根据最新的分子生物学研究技术发现人体中正常微生物群至少有 1000 余种。正常微生物群的数量大约是 100 万亿，如果按照细胞的个数计算，其数量是人体自身细胞的近 10 倍。这些正常微生物群已经成为了我们人体的一个不可分割的组成部分，一方面，人体为正常微生物群的生长和繁殖提供了场所和营养，并且把它们当作自身的一部分，人体的免疫系统不会对它们发起攻击；另一方面，正常微生物群则对人体发挥着必要的生理功能。

我们都知道"种瓜得瓜，种豆得豆"，这就是基因遗传的作用，基因是遗传信息和遗传物质，是决定一个人遗传、健康和疾病的最重要的因素，一个人约有 2 万~3 万个基因，而人体中微生物群的基因大约有 200 万~300 万个，是人体自身基因数目的

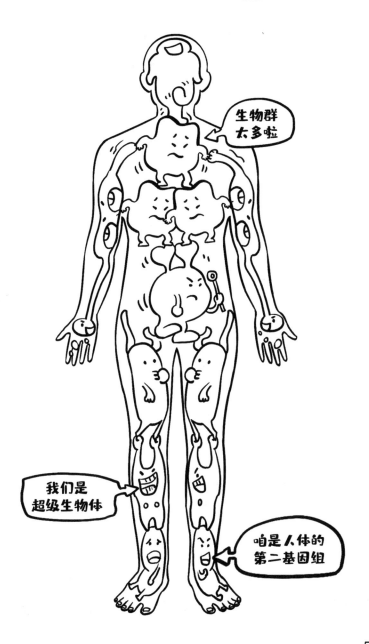

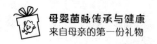
50~100 倍，这些微生物群基因的总和被称为"人体的第二基因组"。人体的生长发育、生理调节、免疫、营养吸收与代谢等各种生命活动既受到自身基因的调节，又受到这些微生物群基因的影响，因此科学家们提出了质疑：人类还是我们自己吗？实际上人类是一个由微生物群和人体自身共同组成的"超级生物体"。

（郑跃杰　深圳市儿童医院）

3　微生物都寄居在身体哪些部位？

根据人体的各个部位是否与外界相通，我们可以将人体分为开放的部位和封闭的部位。皮肤、耳道、眼睛、鼻腔、口腔、气管支气管、胃肠道、泌尿道和生殖道这些部位均属于开放部位，正常情况下有微生物群的定植；而心脏、血管、淋巴系统、脑、脊髓、肝脏、脾脏、胰腺、血液、骨骼和肌肉等属于封闭部位，一般认为没有微生物群的存在。正常微生物群主要寄居在人体的5 个部位，分别是口腔、鼻咽等呼吸道、胃肠道、泌尿生殖道和皮肤。由于不同部位的微环境不同及与外界环境的暴露不同，其正常微生物群分布的数量和种类也不同。

肠道是人体微生物群定居最为主要和最重要的场所，人体微生物群中，大约 78% 分布在肠道中，肠道微生物群不仅参与了肠道的消化吸收功能，而且还参与了人体的免疫、代谢和神经行

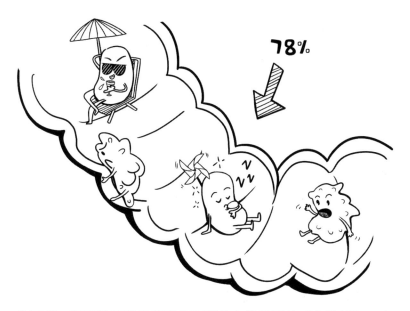

为调节。所以说肠道及其微生物群是人类健康的"守护神"一点
也不为过。

（郑跃杰　深圳市儿童医院）

4 肠道微生物的"族谱"中都有哪些成员？

　　人体肠道中有成千上万个微生物，它们是如何分类的呢？目
前我们仅对肠道中的细菌了解的比较深入，根据它们的生物学特

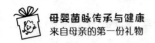
征，分为拟杆菌门、厚壁菌门、变形菌门、放线菌门、疣微球菌门、梭杆菌门、蓝藻菌门、螺旋体门等，其中绝大多数肠道中细菌属于前 4 个菌门。

拟杆菌门包括拟杆菌属、普雷沃氏菌属以及卟啉单胞菌属等，它们属于厌氧菌，其中拟杆菌属在肠道中发酵碳水化合物、利用含氮物质及生物转化胆汁酸等，参与人体许多重要的代谢活动。

厚壁菌门包括葡萄球菌属、肠球菌属、乳杆菌属、乳球菌属、明串珠菌属、链球菌属、梭菌属和芽孢杆菌属等。有的属于病原菌，有的属于益生菌的菌种如乳杆菌。

放线菌门包括双歧杆菌属、放线菌属和微球菌属等，其中双歧杆菌属于应用最广泛的益生菌的菌种。

变形菌门包括埃希菌属、沙门菌属、克雷伯菌属、志贺菌属、结肠耶尔森菌属、假单胞菌属、弧菌属等，其中许多属于病原菌。

（郑跃杰　深圳市儿童医院）

5 肠道中的"好菌"和"坏菌"如何区分？

在我们肠道居住的细菌中，有的细菌是对我们有利的，我们叫它有益性菌群，即"好菌"，比如肠道中的专性厌氧性细菌，包括拟杆菌、乳杆菌、双歧杆菌等，这些菌群数量大，密集度高，又称为优势或主要菌群。有的细菌对我们有害，我们叫它有害性菌群，即"坏菌"，例如肠道中的葡萄球菌、假单胞菌、变形杆菌等，这些菌群通常数量少，密集度低，又称为次要菌群。还有一类细菌属于中间性菌群或"中间派"，它们的作用和数量介于有益菌群和有害性菌群之间，包括大肠埃希菌、链球菌等。

所谓的好菌或坏菌不是一成不变的，肠道中各个细菌之间相互依存、相互制约，处于相对平衡状态，在肠道屏障功能完整的情况下，它们是稳定的。但是当各个细菌的数量比例及种类比例发生了明显的改变，或者肠道中的细菌离开了肠道，去了不该去的地方，就可能引起感染，变成"坏菌"了。比如肠道中有一种艰难梭菌，正常情况下，处于很低的数量水平，不引起疾病，当使用抗菌药物以后，抗菌药物会把大量的敏感性细菌杀死，由于

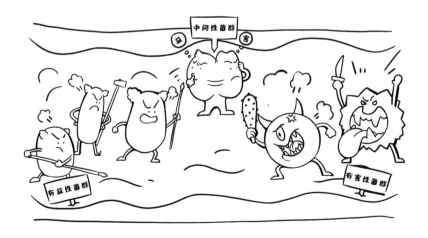

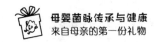
这种细菌对我们常用的抗菌药物不敏感，这种细菌就会大量繁殖，引起艰难梭菌相关性腹泻，严重的会造成肠黏膜坏死，并且很难治疗，还容易复发。又比如肠道中的假单胞菌平时不会引起感染，但是当这种细菌出现在肺部或血液，就会引起很麻烦的感染。

（郑跃杰　深圳市儿童医院）

6 "好菌"和"坏菌"什么情况下会增多？什么情况下会减少？

回答这个问题，我们首先要从肠道微生物群的建立说起。一个人出生时，除了从妈妈那里传承少量细菌以外，主要依靠从环境中获得微生物，体内寄居的微生物迅速增加。阴道分娩是自然分娩方式，刚出生的新生儿首先接触妈妈的产道，并从中获得更多的"好菌"，剖宫产的新生儿首先接触的是妈妈的皮肤和医院的环境，获得的"好菌"少。母乳喂养是天然的哺育方式，母乳中含有一种寡糖（双歧因子）能够促进婴儿肠道中双歧杆菌生长，此外母乳还可以直接将母乳中的微生物传递给婴儿，获得更多的"好菌"，因此我们大力提倡自然分娩和母乳喂养。婴儿4个月以后，开始添加辅食，食物成为影响肠道菌群建立的重要因素，食物的多样化有利于肠道细菌数量和多样性增加，一般认为到2~3岁断奶时肠道微生物群基本建立了，在种类和数量上与成年人接近，微生物群处于相对稳定的阶段。这个时期，影响肠道微生物群的主要因素是饮食结构及生活方式，正如所说的"吃什么食物养什么菌"，一般来讲，富含纤维的饮食（水果等）及经常暴露环境微生物的生活环境，会促进"好菌"的生长，而高脂肪、高蛋白的饮食及过度"卫生"的环境会造成"坏菌"的增加。

当然无论是肠道微生物群建立期，还是稳定期，患肠道疾病和使用一些药物都可以影响肠道细菌，特别是使用抗菌药物会减少肠道中的"好菌"，增加肠道中"坏菌"。

（郑跃杰　深圳市儿童医院）

7 没有了身上的微生物，我们会怎样？

我们每个人的生存离不开正常微生物群的作用，因为我们生存和生活的环境中有无数个微生物的存在，人一出生，就被外界环境中的微生物所包围，首先接触到妈妈的产道和皮肤，从那里新生婴儿获得了微生物，这些微生物很快就会迁入到人体的表面和与外界相通的各种腔道，与我们一起生活，伴随着人的一生，直至一个人的生命结束。

实际上，在我们生存的地球上，微生物的出现时间比人类早

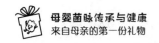
亿万年以上，微生物总的数量是人类的亿万倍，生命离不开微生物的作用。自然界的物质持续处于不断的循环之中，由无机态转化为有机态，再由有机态转化为无机态，微生物正是这种物质循环过程的"劳作者"，离了微生物，物质循环将不能完成，生命活动即将终止。

微生物学的奠基人之一、法国的路易·巴斯德（Louis Pasteur，1822—1895）在1885年他63岁时说到："毫不隐瞒地说，如果我还有时间的话，我将从事这样的实验，我想在无菌条件下生命将是不可能的。"他首先提出了人、动物及植物不与微生物相联系是不能生存的，这一预言在20世纪50年代人类发明了无菌技术以后，得到了证实。科学家把即将出生的动物胎儿从母畜体内手术取出，放在无菌环境中，用无菌水、无菌食物人工喂养，制做成无菌动物。结果发现这种无菌动物抵抗力极差，消化力极弱，营养极其缺乏，根本不能在自然环境中独立生存。人的生存离不开正常微生物群，同样正常微生物群也离不开人体，这就是正常微生物群与人体的共生关系，这种状态是微生物与人类经过亿万年互为环境、同步进化的结果。

（郑跃杰　深圳市儿童医院）

Part 2

人体菌群，守护我们健康的超级英雄

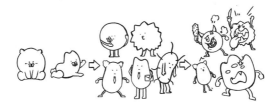

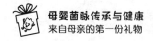

8 为什么说肠道菌群相当于一个 "器官"？

　　说起人体的器官，我们会想到心、肺、肝、肾、胃、肠等等，这些器官是我们看得见、摸得着的，人们早就知道了它们的形态和基本的功能。但殊不知细菌的个体很小，通常为几个微米，是我们用肉眼看不见的，须用显微镜放大数百倍才能看到。

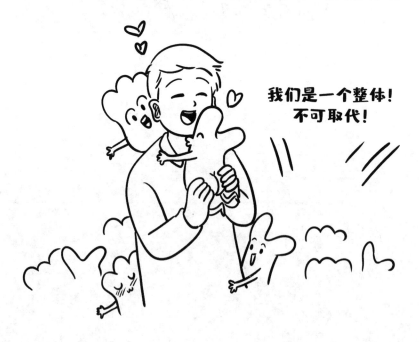

人体中的细菌总量大约是 100 万亿个，分散在人体的皮肤与黏膜表面，以及与外界相通开放的腔道如鼻腔、口腔、食道、胃和肠道、咽部、泌尿道和生殖道。这些细菌群与人体处于相互依存、相互影响的关系中，人体为细菌群提供生存繁衍、营养代谢等必不可少的条件和场所，而这些细菌群又对人体发挥着不可取代的功能，如保护我们抵御外来致病菌的入侵和感染，教育我们的免疫系统向正确的方向发育和反应，参加我们的消化吸收和代谢，延缓我们衰老等。因此说正常菌群是一个肉眼看不见的器官，只是这个器官的重要功能长期被我们忽略和遗忘了。

（郑跃杰　深圳市儿童医院）

9 肠道菌群怎么影响你的免疫？

如同一个社会需要军队和警察维持秩序和稳定一样，我们身体也需要这样的"部队"，这就是人体的免疫系统，它的作用包括免疫防御、免疫监视和免疫自稳。以前我们认为人体免疫系统的发育成熟及调节完全是由人体自身决定的，越来越多的事实证明：正常菌群才是驱动人体免疫系统发育成熟和协调发展的原动力。

一个人出生后免疫系统持续的发育与成熟需要不断地接受外界微生物，人体在通过接触菌群的刺激等得以"学习"和接受

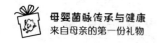
"教育"，正常菌群就好比是"老师"，教育和训练人体的免疫系统，教我们的免疫系统如何识别"敌我"，如何向正确的方向发展。因此，正常菌群是驱动出生后免疫系统发育成熟的天然的原始因素。

即使免疫系统发育成熟了，免疫反应的调节同样也需要正常微生物群的参加。在免疫系统与外来致病性微生物的"战斗"中，或在清除体内的"异己分子"反应中，难免会损伤自己，造成自身的损害。而正常菌群能够调节和平衡免疫反应，使其处于恰当的水平，既清除"坏人"，又保护"好人"。

（郑跃杰　深圳市儿童医院）

10　肠道菌群如何影响人体的代谢？

几十年前我们就知道肠道菌群可合成多种维生素，特别是维生素 K 及 B 族维生素，如肠道内脆弱拟杆菌和大肠埃希菌能合成维生素 K，乳酸杆菌和双歧杆菌能合成多种维生素，如尼克酸、叶酸、烟酸、维生素 B_1、维生素 B_2、维生素 B_6、维生素 B_{12} 等。最近我们认识到肠道菌群可以把不溶性的蛋白质、糖类转化成可溶性物质，把复杂的多糖转变为单糖，有利于人体进一步吸收利用各种营养物质，包括人体必需的维生素、氨基酸、微量元素等，还能够帮助钙、镁和铁的吸收。肠道菌群还参与胆汁酸和胆固醇的代谢，具有将胆固醇转化成类胆固醇的作用，因而降低血清胆固醇和甘油三酯，具有改善脂质代谢紊乱的作用。

实际上，肠道菌群中含有的酶几乎参与了人体所有物质的代谢，是对我们自身代谢的重要的补充和互补，我们每天吃进去食物的消化吸收是人体自身消化酶与肠道菌群共同参与的一点也不错。在这个过程中，细菌得到了营养与繁殖，人体得到了有用的营养物质，如维生素、短链脂肪酸等。

（郑跃杰　深圳市儿童医院）

11 肠道菌群会影响我们的情绪和幸福感吗？

"气顺肠易通，气滞肠易病"，说的是心情舒畅，胃肠就比较容易畅通；心情不好，胃肠道也会跟着闹情绪，这个我们都有许多体验。反过来，肠道功能不好也会影响我们的心情，引起焦虑、抑郁等精神心理问题，这主要是肠道菌群在"作怪"。研究证实，肠道菌群通过神经、神经内分泌、大脑发育、代谢产生神经递质等，与大脑相互影响，有人将这种胃肠道与大脑在不同层面的联系和信息交流体系称为"肠—菌—脑轴"，所以也有人将肠道比喻为人的"第二大脑"。有趣的是当抑郁症患者接受正常人肠菌移植治疗时，他们的症状会有所改善。这是因为正常人的

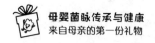
肠道菌群可以在肠道合成五羟色胺、多巴胺以及多种让人情绪愉快的激素，辅助控制人的情感。

科学家已经证实了，肠道菌群的异常在焦虑症、抑郁症、自闭症（孤独症）的发病中发挥着作用，甚至还发现与阿尔茨海默病、帕金森病等有关。

（郑跃杰　深圳市儿童医院）

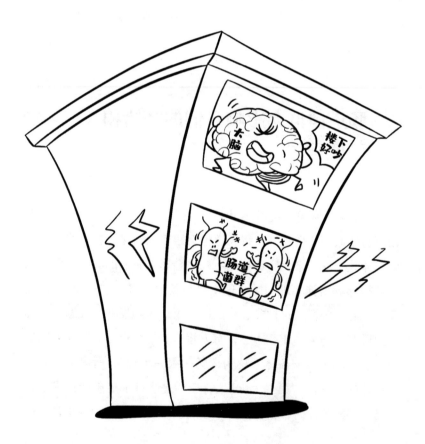

12　长寿的秘密居然与肠道菌群有关？

　　为什么有的人会长寿？答案可能隐藏在长寿老人的肠道菌群中。在世界长寿之乡日本山梨县和中国广西巴马县的研究发现，长寿老人的粪便菌群与一般人群不一样，长寿的人肠道菌群多样性高，以双歧杆菌为主的有益菌数量依然较多，这与当地的气候环境、生活方式和饮食结构有关，就是说这些因素造成了肠道中有益菌更多。目前认为正常肠道菌群中的有益细菌能够分解腐败性细菌产生的胺、酚、氨、硫化氢等引起衰老的物质，起到

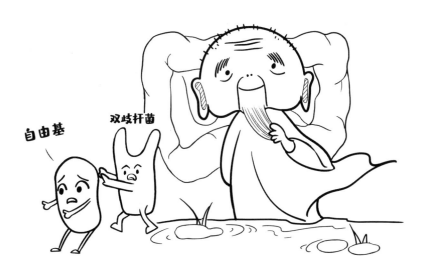

自由基　双歧杆菌

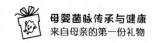

延缓衰老的作用。此外有益菌群还可以清除自由基，而自由基具有强氧化性，如同"生锈"一样，会损害机体的组织和细胞，进而引起慢性疾病及衰老。人体的老化由肠道老化开始的，也可以说肠道中的有益菌多少，在一定程度上可以反映一个人的健康与长寿。

维持肠道菌群多样性，尤其是维持肠道益生菌的数量，是延缓衰老的重要因素。健康长寿从"肠"开始。

（郑跃杰　深圳市儿童医院）

13 如何理解"一切疾病皆源于肠道"？

俗话说"病从口入"，一点也不错，我们都知道吃了生冷、刺激的食物会伤脾胃，引起腹泻、腹痛等胃肠不适；吃了不干净的食物会引起肠道感染如肠炎、痢疾、伤寒等传染病；吃了变霉变质的食物会引起食物中毒等，且还有一句话"百病源于肠道"更有道理。肠道不好是百病之源，现代社会生活节奏加快，工作和学习压力过大，不良饮食习惯的增加如暴饮暴食、食无定时，高脂高热量、煎炸烧烤食物增加，不良生活习惯如熬夜、不规律作息、缺乏运动等等，均可以造成肠道功能紊乱和肠道微生态环境失衡，直接危害肠道健康，使人体处于亚健康状态，久而久之就会引起许多疾病。

肠道是人体中微生物群定植的主要部位，但肠道微生物群不正常引起的疾病不仅限于肠道如肠道菌群失调、慢性炎症性肠病、肠易激综合征、结肠癌和内源性感染，还与许多全身的慢性炎症性疾病有密切的关系，如过敏性疾病、肥胖、糖尿病、高脂血症、心血管疾病、非酒精性脂肪肝等，甚至还与神经心理疾病有关，如焦虑、抑郁、孤独症、老年痴呆等。

（郑跃杰　深圳市儿童医院）

14 随着年龄的变化，体内的肠道菌群会一直不变吗？

"菌群才是我们最亲密的朋友"，你可能不相信，但是这可是事实，而且这个朋友你想离也离不了，想甩也甩不掉，从你来到这个世界开始就陪伴着你，直到你离开这个世界。但是肠道菌

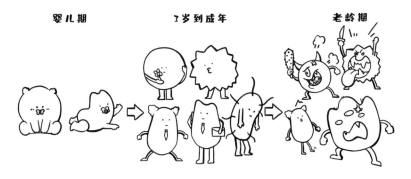

婴儿期　　　　3岁到成年　　　　　老龄期

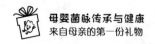

群的组成状况不是从人由小到老一成不变的，而是随着人年龄的增长不断地发生改变，其中在婴幼儿期和老龄期，肠道菌群的变化最为显著。

在婴幼儿期，肠道菌群处于建立阶段，会逐步发展壮大，大概到 3 岁时肠道菌群多样性明显增多，接近成年人，处于相对稳定的状态。进入老龄期，肠道菌群的多样性逐渐减少，有益的菌群减少，有害菌群则不断增多，形成所谓的"肠道老化"。当然，在成年人的肠道菌群稳定期，其稳定性是相对的，肠道菌群仍然受到饮食结构、生活方式、患病、使用药物，甚至精神压力等因素的影响。所以肠道菌群对人健康的影响是终生的。

（郑跃杰　深圳市儿童医院）

Part 3

人体微生物从哪里来？

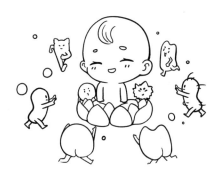

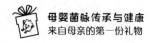

15 除了血脉传承，还有"菌脉传承"你知道吗？

　　母亲十月怀胎，胎儿通过脐带吸收妈妈血液中的营养，以保证其健康生长和面对即将到来的世界，为此我们称之为"血脉"。

　　随着近年来科学家对微生态学研究的不断深入，对婴儿"肠道微生物起源"提出不同的假设和观点，有研究者从母亲的羊水、胎盘和新生儿的胎便中分离出微生物DNA，提出"肠道微生物群初始程序性定植可能始于宫腔"的假说，认为新生儿肠道

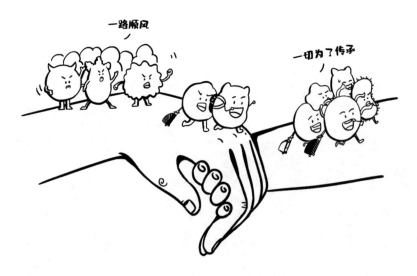

初始化定植的微生物可能源于母体的口腔、肠道、胎盘和泌尿生殖道，并受母孕期营养和疾病的影响。母孕期肠道微生物群的变化不仅决定其自身的健康状态，也决定子代出生后肠道菌群的定植路线和免疫发展方向，故"菌脉"这一概念逐步走入了人们的理念中，母亲将"细菌"传递给刚出生的子代，以保障其肠道正常菌群的建立和促进免疫的发育，保证宝宝未来的健康。所以，母子之间不但有"血脉相连"，还存在"菌脉相连"，这就意味着人体肠道微生物群能代代相传。

（张琳　河北医科大学第三医院）

16 母亲如何将"菌脉"传承给新的生命（胎儿及新生儿）？

母亲可以通过胎盘、肠道、阴道、皮肤和口腔将"菌"传递给胎儿和新生儿。传统的观点认为母亲的宫内是"无菌"的，但最近有研究报道，在健康孕妇的脐带血、羊水和胎盘中检测到微生物，说明在分娩前通过胎盘存在微生物传递。在新生儿的分娩过程中，更会接触到来自母亲肠道、阴道、皮肤和口腔的菌群，这些菌群进入到新生儿体内成为最初的肠道微生物来源，这一过程我们称之为"母婴垂直传播"。对于新生儿肠道微生物的建立，不同来源的菌群其贡献度也不一样。其中，肠道菌群的贡献度最

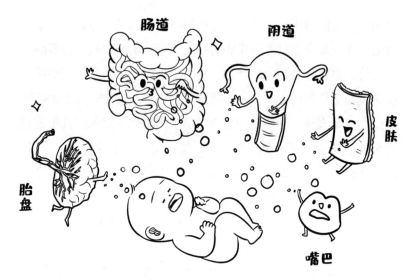

大，其次是阴道和口腔，最后是皮肤。此外，母亲还可以通过乳汁将"菌"传递给新生儿。

母婴的"菌脉"传承也受多种因素影响，其中分娩方式最为重要，阴道分娩儿的菌群主要来自于母亲阴道，剖宫产儿的菌群则主要来自于母亲的皮肤。此外，母亲的遗传背景、母亲的饮食和健康状态、喂养方式等也会对母婴"菌脉"传承产生影响。

（黎牧夏　首都医科大学附属北京儿童医院）

17 宝宝能从妈妈那里获得哪些重要的微生物？

宝宝肠道菌群的建立是外界环境和自身因素相互作用的结果。有益和有害的微生物都会在新生儿出生时定植在肠道内，母体微生物是宝宝肠道微生物的重要来源。但是不同分娩方式，宝宝从母亲那里获得的微生物也不相同。阴道分娩的宝宝，其口腔、皮肤和肠道中富含乳酸杆菌和双歧杆菌，乳酸杆菌是母亲阴道微生物群的核心，此外还有拟杆菌和副拟杆菌。剖宫产宝宝的

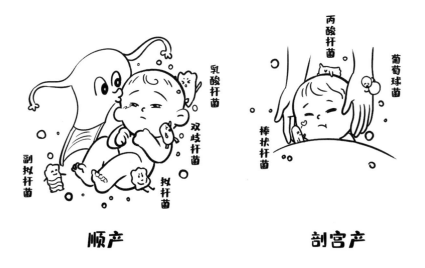

乳酸杆菌

双歧杆菌

拟杆菌

副拟杆菌

丙酸杆菌

葡萄球菌

棒状杆菌

顺产　　　　　　　　　　　**剖宫产**

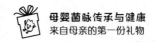
肠道微生物则以葡萄球菌为主，与母亲皮肤微生物群相似，其次是丙酸杆菌和棒状杆菌。

乳酸杆菌和双歧杆菌都是我们人体的核心菌属，是有益菌的代表，可以产生短链脂肪酸，参与免疫和炎性反应的调节，维持内环境的平衡，构建稳定的肠道微生态系统。然而，像链球菌属等有害菌增多，则会影响肠道内环境，如 pH 值、含氧量、肠道内毒素等，可能会导致一些机会感染和机会致病菌入侵，容易诱发肠道炎症和相关疾病。

宝宝还可以从妈妈的母乳中获得许多重要的微生物。有研究发现，母乳喂养的宝宝肠道内含有丰富的乳酸杆菌、双歧杆菌等有益菌，其中双歧杆菌占可比达 60%~90%。此外，母乳中还含有人乳低聚寡糖（human milk oligosaccharides，HMO），HMO 具有益生元功能，可以喂养肠道微生物群，促进宝宝肠道内有益微生物的生长。

（黎牧夏　首都医科大学附属北京儿童医院）

18 除了妈妈的菌群，宝宝还能从哪些地方接触到微生物？

妈妈的菌群是宝宝微生物的重要来源。对于顺产的宝宝来说，他们最初的微生物大多都是来源于母亲的阴道。但对于剖宫

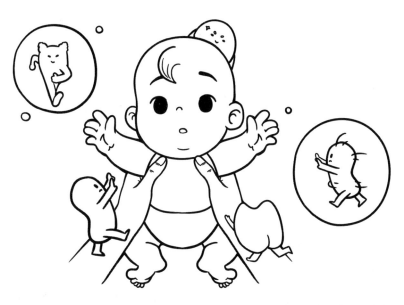

产宝宝来说，他们最初的微生物很可能来自母亲皮肤，甚至手术室。有一项研究对剖宫产手术室的墙壁、遮光罩、通风栅栏以及接生医生的皮肤进行了擦拭取样，结果显示超过三分之二的样本都存在细菌的 DNA，并且大部分与新生儿皮肤上的细菌一致。宝宝出生后，除了母亲，他还可以从生活的任何外界环境中获得微生物，如父亲、兄弟姐妹、亲戚甚至宠物。

（黎牧夏　首都医科大学附属北京儿童医院）

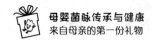
19 我的宝宝接触许多微生物会不会生病？

事实上，并不是所有微生物都对宝宝有害，有些微生物（称之为"好菌"）的接触对宝宝是有好处的，它们能诱导宝宝免疫系统发育，有助于肠道菌群的早期定植。西医学提出了"卫生假说"的理论，表明现代化生活方式、环境和饮食结构的改变，以及剖宫产率增加和生命早期抗生素的使用等因素减少了婴幼儿暴露于环境微生物的机会，导致肠道菌群"程序化建立"的延迟或紊乱，机体免疫系统包括肠黏膜免疫系统对多种抗原的免疫反应出现了偏差，免疫耐受形成延迟，增加了远期某些疾病如过敏性疾病、代谢性疾病、肠道慢性炎症性疾病等的发生风险。

然而，对于年龄较小和免疫力较弱的宝宝来说，有些微生物（称之为"坏菌"）的暴露可能会引发感染或疾病。因此，我们应该确保给予这样的宝宝适当的保护，并且保持良好的卫生习惯，例如勤洗手、避免与患病的人密切接触、保持清洁的环境等。

总的来说，适度的微生物接触可以促进宝宝的肠道菌群的定植和免疫系统发育，但仍需保持适当的卫生习惯，以确保宝宝的健康和安全。如有具体问题或需要更多建议，应咨询儿童保健科医生。

（张琳　河北医科大学第三医院）

20　生命早期是指哪个时间段？

　　目前生命早期仍是一个相对性的阶段划分概念，有学者提出了"生命早期 1000 天"的概念，指从母亲受孕到儿童 2 周岁，认为这一时期人体的生长发育变化会影响其一生的健康和生命质量，也是目前应用较多的划分方式。也有研究将出生后 0~3 岁作为生命早期阶段，认为这一阶段是肠道菌群建立和免疫系统发育的"时间窗口期"，对宝宝的远期健康的影响及某些疾病的发生风险发挥重要作用。

（张琳　河北医科大学第三医院）

21　为什么说生命早期 1000 天是菌群建立的关键期？

　　"健康和疾病发育起源假说"表明，从母亲受孕到婴幼儿出生至 2 岁（生命早期 1000 天）不仅是生长发育关键时期，也是肠道菌群建立与发育的关键时期。

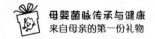
1. 菌群形成的时间窗口期　在生命早期，宝宝的消化系统尚未完全成熟，菌群的种类和数量相对较少，意味着在这个时间段内，肠道对于新的微生物有更高的接受能力和适应性，更容易建立多样性的健康菌群。研究表明，菌群的早期暴露也决定着其以后的"定植路线"。

2. 影响菌群发育的重要因素　生命早期宝宝肠道菌群的多样性和变异性很高，会受到母体、自身和外界诸多因素影响，例如生产方式、喂养方式、早期固体食物引入、抗生素使用，以及母孕期健康状况和遗传背景等。因此，在这个关键时期里，采用微生态措施进行干预，可以使宝宝在生命早期塑造其健康的菌群状态，及早建立肠道微生态平衡，结合综合措施的维护，以保证宝宝的健康成长。

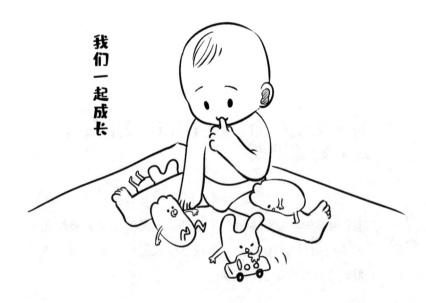

3. 菌群发育与远期健康　早期菌群形成对于宝宝的健康发展有长远的影响。它们与宝宝的免疫系统、代谢健康以及神经系统发育等方面密切相关。一旦肠道菌群与宿主间的"动态平衡状态"被打破，将会导致多种疾病的发生，可以说生命早期菌群发育与婴儿远期健康密切相关。

（张琳　河北医科大学第三医院）

第二章

母婴菌脉传承

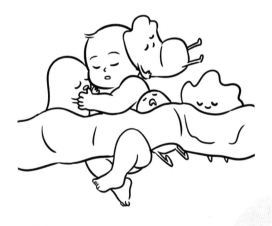

Part 1

孕育中的"生命"

——母亲生殖道菌群生态影响妊娠结局

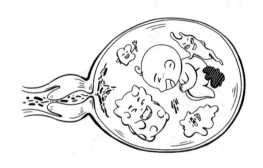

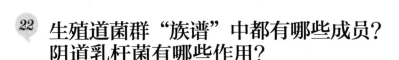

22 生殖道菌群"族谱"中都有哪些成员？阴道乳杆菌有哪些作用？

女性生殖系统并非大家原本以为的完全清洁无菌，相反生殖道菌群对女性生殖系统健康极为重要。女性生殖道菌群中阴道菌群的研究最为深入。阴道是一个有弹性的管道样结构，下方是阴道口及处女膜缘，上方连接子宫颈，前方邻尿道及膀胱，后方邻直肠，阴道内含有很多自身定植的微生物，微生物以及它们产生的化学物质都在阴道的健康上发挥了重要作用。

根据目前的研究，阴道内可能存在的微生物大概有几十种甚至上百种，包括栖息在阴道环境中的各种各样的有益微生物和条件致病菌。我们可以将阴道想象为一个"小江湖"，将微生物想象为很多"门派"，包括家族最庞大的"细菌门派"，平时喜欢蛰伏且一有时机则可能疯狂肆虐的"真菌门派"，独树一帜的"支原体—衣原体门派"，偶尔惹事生非的"滴虫门派"以及令人生畏的"病毒门派"。

正常健康的阴道环境应该是以乳杆菌占据主导作用的微生物多样性较低的状态，乳杆菌比例可高达 90% 以上，还可能包括一些其他杂菌，少许真菌，个别支原体，以及极少许病毒，但不应该包含滴虫。乳杆菌是杆状的革兰阳性兼性厌氧菌，它可以分解阴道内糖类营养物质产生乳酸，从而降低阴道的 pH 值，维持阴道的弱酸性环境。乳杆菌的定植和优势是健康阴道微生物群的基本特征。乳杆菌还可以竞争性抑制其他病原微生物的生长，其代谢产生的物质还可以杀灭一些病原微生物，我们形象地将乳杆菌称为"阴道健康的卫士"。一些洁癖的女性，喜欢每天进行阴道冲洗，这种"看似健康"的生活习惯反而会使乳杆菌失去藏身之地，健康卫士被赶走了，疾病自然找上门。

（张展，刘朝晖　首都医科大学附属北京妇产医院）

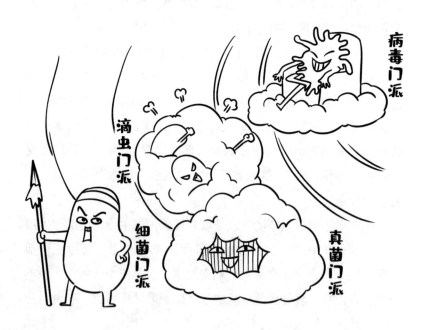

23 女性一生中，生殖道菌群会发生什么变化？

女性生殖道微生物群构成的变化将持续一生，从出生开始，包括婴幼儿期、儿童期、青春期、妊娠期、哺乳期、更年期及绝经后期等不同阶段，可能受到种族、生活卫生习惯、激素水平、月经周期、分娩哺乳及药物使用等一系列影响。

微生物群也存在垂直传播。阴道分娩的新生儿可以获得与母亲阴道微生物群相似的肠道微生物群，而新生女婴阴道菌群的建立又与自身的肠道菌群相关。在生命的第一年中，阴道分娩且母乳喂养婴儿的结肠微生物群中高达 90% 是通过母亲阴道到婴儿肠道的垂直传播来实现的。相比之下，剖宫产出生的新生儿的肠道微生物群具有较少的微生物丰富度和多样性。

阴道微生物群是随着年龄增长及激素水平波动而不断变化的，女性不同生命阶段的阴道微生物存在不同的特征。儿童期阴道内 pH 偏中性，阴道内大肠埃希菌和其他厌氧菌占优势。进入青春期后，体内雌激素水平开始上升，阴道上皮细胞在雌激素的刺激下开始产生糖原，健康阴道内逐渐开始定植乳杆菌。乳杆菌可以产生酸性物质乳酸从而使阴道 pH 降低，阴道开始呈弱酸性环境。成年后女性体内雌激素水平更加稳定，阴道内环境呈现出

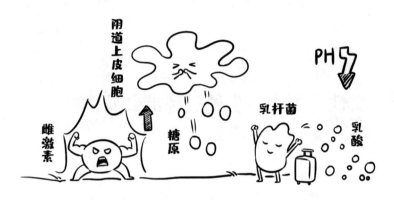

青春期后

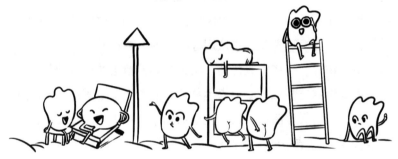

成年后

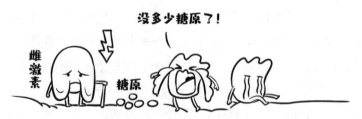

围绝经期及绝经期

以乳杆菌为主的多样性较低的稳定状态。围绝经期及绝经期随着雌激素水平下降，糖原也会下降，从而引发乳杆菌数量下降，尽管如此，乳杆菌仍然占优势地位。

（张展，刘朝晖 首都医科大学附属北京妇产医院）

24 阴道乳杆菌没有或减少甚至伴有阴道炎，会影响怀孕吗？

完成一次成功的受孕过程，首先需要来自父亲的精子与来自母亲的卵子在输卵管内相结合形成受精卵。受精卵在输卵管纤毛的运送下进入宫腔，寻找最肥沃的内膜土壤定植下来，这个过程对于成功受孕尤为重要，我们将其称为"着床"。任何可能影响胚胎着床的因素都有可能影响受孕的几率。

阴道菌群环境异常与怀孕成功率之间的研究也由来已久。已有研究证实，在胚胎着床的关键时期，乳杆菌及其代谢物乳酸有益于子宫内膜对胚胎的包容和接纳，而其他杂菌及代谢物却可以引发局部的炎症免疫反应。因此女性生殖道内足够数量的乳杆菌对于胚胎的着床尤为重要。另一个在生育力低下的女性患者的研究也证实了上述结论，乳杆菌为主导的生殖道环境对胚胎植入后成功妊娠很关键，阴道微生物群失调的女性在胚胎移植后成功怀孕的几率降低了 1.4 倍。因此，女性阴道内的乳杆菌没有或减

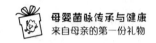

少，甚至伴有阴道炎，可能会影响怀孕。

（张展，刘朝晖　首都医科大学附属北京妇产医院）

25　怀孕时，生殖道菌群有什么特点？

　　孕妈妈的阴道微生物群相比非孕期存在其特殊性。孕期阴道微生物群的变化主要发生在妊娠早期，表现为总体的多样性显著下降，稳定性相对增加，乳杆菌占比有所增加。孕期阴道乳杆菌增多可以帮助孕妈妈形成抵抗病原菌和病毒感染的屏障，可能代表了一种进化适应，保护宫内胎儿并预防有害菌经阴道上行感染。这种稳定性也可能是由妊娠期的高雌激素水平驱动的，产后体内雌激素水平快速下降，阴道内微生物环境又会出现急剧转变，稳定性下降。

　　除阴道微生物群外，孕妈妈的上生殖道如宫腔及胎盘是否存在微生物呢？传统的观点一直认为孕妈妈的宫腔（包含胎儿及胎盘）是完全无菌的，胎盘或羊水中的任何细菌的迹象都被认为是源自下生殖道的污染，对妊娠可能构成潜在危害。而随着微生物检测手段的飞跃式发展，这一观点近些年来频繁受到质疑。多项研究从没有绒毛膜炎的健康妇女的胎盘中培养出细菌，认为胎盘含有独特的微生物组，但是也有研究坚持认为这些微生物可能代表污染而不是正常的微生物定植。综合上述观点，胎盘是否存在正常微生物定植尚存争议。

（张展，刘朝晖　首都医科大学附属北京妇产医院）

26 怀孕时，阴道菌群失调或感染会造成流产或早产吗？

关于孕妈妈阴道菌群失调和早孕期流产风险的研究相对较少。最近的研究发现，孕早期流产的女性，其阴道乳杆菌丰度下降，菌群的多样性增多。

相比之下阴道微生物与早产风险相关性的证据更多。大量观点认为，乳杆菌消耗和自发性早产及胎膜早破相关。有一项有趣的研究，从怀孕 6 周开始纵向观察了孕妈妈的阴道菌群特征，发现非乳杆菌主导的阴道菌群在各个孕周均与胎膜早破相关，强调早孕期阴道微生物组可以影响整个孕期及最终的妊娠结局。早产女性的阴道内细菌性阴道病相关的厌氧菌大量增加。除此之外，有研究者发现孕期因宫颈缩短行紧急宫颈环扎术的女性，其阴道内乳杆菌减少。

乳杆菌就一定是有益菌吗？并不绝对！乳杆菌属还分为许多菌种，最常见的有四种，比如卷曲乳杆菌、加氏乳杆菌、詹氏乳杆菌及惰性乳杆菌。其中加氏及詹氏乳杆菌主导的阴道菌群在亚洲女性相对并不常见。卷曲及惰性乳杆菌主导更常见，由卷曲乳

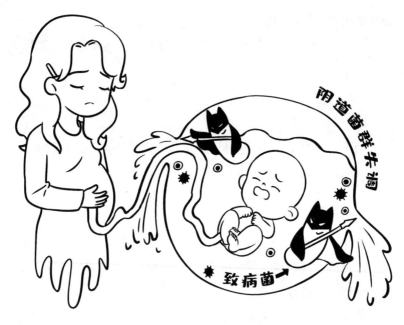

杆菌主导的阴道菌群对早产有一定的保护作用，而惰性乳杆菌则是宫颈管缩短及早产的风险因素。

（张展，刘朝晖　首都医科大学附属北京妇产医院）

27 哪些症状表明孕妇可能存在阴道菌群失调或阴道感染？

孕妈妈的阴道菌群失调或阴道炎症的诊断主要依靠自身症

状、阴道分泌物性状及阴道分泌物的微生态检查。如果孕妈妈出现以下情况之一要怀疑阴道菌群失调或阴道炎症：阴道分泌物明显增多，分泌物黄色或黄绿色，分泌物豆渣样，分泌物腥臭味，外阴及阴道黏膜红肿，外阴阴道瘙痒或局部烧灼刺痛感等。出现这些情况后，建议至正规妇科门诊或女性生殖道感染专业门诊就诊，及时进行阴道分泌物检查，以排除阴道菌群失调或阴道炎症。

　　阴道分泌物检查的手段以"阴道微生态评价系统"为首选。以无菌棉拭子取阴道侧壁上 1/3 的分泌物，随后分别进行形态学及功能学检查。形态学检查主要包括分泌物涂片，革兰氏染色后油镜下阅片，评估阴道菌群的密集度、多样性、优势菌、清洁度

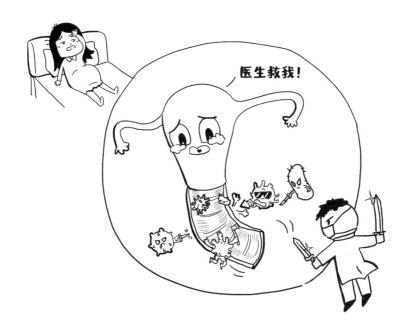

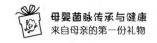
及是否存在病原菌等。功能学检查主要指利用酶学方法检测阴道菌群的代谢产物，总体评价以形态学为主，如果微生态评价结果异常，则需要寻求专业医生的帮助。

（张展，刘朝晖　首都医科大学附属北京妇产医院）

28 哪些因素可能导致孕妇的阴道菌群失调或阴道感染？

影响阴道菌群微环境的因素有很多，比如种族、年龄、激素水平、机体免疫状态、抽烟、多性伴、性生活过于频繁及生活卫生习惯差等。生活卫生习惯问题主要包括熬夜、作息不规律、频繁使用卫生护垫、阴道冲洗及内裤清洁方式不当等。

对于孕妈妈这类特殊群体而言，怀孕期间发生的首要变化就是激素水平，表现为孕激素和雌激素水平急剧上升，从而影响身体微生物组的组成尤其是生殖道微生物。另一方面，胎儿作为和母亲"同种异体"的个体，为了保护胎儿防止母体免疫系统对胎儿的排斥，孕妈妈的免疫系统也会进行相应的调整，整体处于相对免疫耐受的状态。此外，孕妈妈们还会出现身体代谢过程的变化，比如生理性/病理性贫血，钙质缺乏致使骨质疏松，体重增加，水肿，胰岛素抵抗及血脂异常等。虽然微生物群在这些免疫及代谢过程中起着积极的作用，但它们也会受到孕妈妈的免疫及代谢的高度影响。因此，除去可能影响阴道菌群的一般因素外，孕妈妈的特殊激素水平、免疫状态及代谢过程的变化都有可能影响阴道微生物环境。

（张展，刘朝晖　首都医科大学附属北京妇产医院）

29 当孕期邂逅阴道炎怎么办？治还是不治？

孕妈妈们如果发现了阴道炎症是否必须要治疗，需要医生进行个体化分析及处理。总体推荐原则如下：

1. 如果孕妈妈有不舒服的症状，比如阴道分泌物异常增多，有腥臭味或其他异味，存在外阴红肿瘙痒或灼痛的症状，分泌物检查又提示阴道炎症，建议药物治疗。

2. 对于没有不适症状的细菌性阴道病，或者细菌性阴道病中间型的孕妈妈，是否一定治疗仍存在争议，一部分观点认为细菌性阴道病相关的阴道定植菌和早产、宫内感染等不良妊娠结果有关，所以建议治疗；另一部分观点认为既然没有症状可以考虑不治疗，避免孕妈妈过多使用药物。我们推荐进行药物治疗，但应该尽量避免使用对孕产妇或胎儿有危害的药物。

3. 对于没有任何不适症状，而分泌物涂片仅仅发现了真菌孢子或芽孢的"霉菌性阴道炎"的孕妈妈，是否一定要治疗存在很

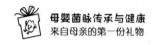
大争议，往往这种所谓"霉菌性阴道炎"是由非白色假丝酵母菌引发，可以考虑不进行治疗，或者选择孕期安全的药物治疗一个疗程，如果复查仍未转阴但依然没有症状，也可以不再治疗。

4. 对于孕期发现的"滴虫"性阴道炎症，建议治疗，而且需要性伴侣一起治疗。

（张展，刘朝晖　首都医科大学附属北京妇产医院）

30　孕期常见阴道感染疾病如何治疗？

对于孕妈妈来讲，最担心的事情莫过于孕期使用的药物对宝宝有致畸的危害。那么当孕妈妈不巧患上了阴道感染疾病，哪些药物才是最安全有效的呢？对于常见的阴道感染疾病，我们一般推荐孕妈妈使用如下药物。

1. 细菌性阴道病　非孕期女性患细菌性阴道病后一般推荐甲硝唑片口服 7 天，对孕妈妈来讲，甲硝唑片属于妊娠期慎用的药物，如孕期使用需权衡利弊，因此早孕期应尽量避免使用，中孕期和晚孕期口服甲硝唑相对安全。

2. 外阴阴道假丝酵母菌病　俗称"霉菌性阴道炎"，孕期使用克霉唑阴道制剂或制霉菌素相对安全，不推荐使用氟康唑、咪康唑或者伊曲康唑。

3. 阴道毛滴虫病　原称"滴虫性阴道炎"，非孕期感染滴虫首选甲硝唑 2g 顿服方案，性伴侣共同治疗，孕期感染滴虫后如果担心一次口服大剂量甲硝唑对胎儿造成潜在影响，也可以考虑采用甲硝唑小剂量连续口服 7 天的方案。

4.需氧菌性阴道炎　一般推荐口服抗生素治疗 7 天左右，孕期头孢类抗生素相对安全，喹诺酮类抗生素属于妊娠禁忌应避免使用。

（张展，刘朝晖　首都医科大学附属北京妇产医院）

31 孕期阴道菌群失调是否会增加 HPV 感染的风险？孕期感染 HPV 对胎儿有影响吗？

目前已经有大量的横断面研究证实，人乳头瘤病毒（Human papilloma virus，HPV）感染尤其是高危型 HPV 感染与阴道菌群失调有明确相关性，无论是孕期还是非孕期，HPV 感染的女性其阴道菌群失调的比例均较高，尤其是细菌性阴道病相关的厌氧菌的比例较高。目前对于 HPV 感染与阴道菌群失调的因果关系尚存疑问。总体观点认为，两者相互影响，阴道菌群失调会增加 HPV 感染风险，反之亦然。基础阴道菌群良好的女性其 HPV 转阴更快，而基础阴道菌群较差的女性 HPV 更容易持续感染从而诱发宫颈病变。

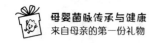
孕妈妈如果发现了 HPV 感染，对胎儿是否有不良影响呢？如果孕妈妈存在 HPV 感染，应当第一时间结合宫颈细胞学筛查的结果，判断是否需要转诊阴道镜检查，需排除宫颈高级别病变之后再做定期随访。

如果 HPV 感染的孕妈妈阴道菌群环境是良好的，未合并阴道菌群失调，阴道优势菌仍然为乳杆菌，那么对胎儿总体影响较小。如果 HPV 感染合并了阴道菌群失调，阴道内乳杆菌减少而厌氧菌大量增加，则厌氧菌有可能上行感染造成宫内感染，增加流产或早产风险。

（张展，刘朝晖　首都医科大学附属北京妇产医院）

32　孕期阴道 B 族链球菌阳性怎么办？

B 族链球菌（group B streptococcus，GBS），又称为无乳链球菌，是一种主要寄居于下消化道和泌尿生殖道的兼性厌氧（在有氧或缺氧条件下，通过有氧呼吸或无氧发酵两种不同的氧化方式获得能量）的革兰阳性球菌，属于条件致病菌。文献报道，健康成年女性生殖道和胃肠道中 GBS 的寄居率高达 35%，一般情况下并不致病；而妊娠期约 50% GBS 感染的孕妇会将 GBS 传染给新生儿，引起新生儿败血症及脑膜炎等严重疾病。因此对孕妇进行 GBS 筛查至关重要，通常在孕晚期（孕 35~37 周）采集阴道和直肠下段的分泌物进行检测。

GBS 检查结果为阳性怎么办呢？

美国疾病控制和预防中心建议：对于在妊娠期具备以下条件之一：①既往有新生儿 GBS 病史；②此次妊娠 GBS 筛查阳性；③此次妊娠患 GBS 菌尿的孕妇，应采用抗生素治疗预防新生儿感染。一般来说，在分娩开始时一次性给予孕妇抗生素治疗以降低新生儿感染 GBS 的风险，常用的抗生素包括青霉素、阿莫西林和头孢氨苄等，抗生素的选择需根据孕妇的个体情况进行调整。此外曾丽等研究发现：益生菌（双歧杆菌乳杆菌三联活菌片）联合预防性使用青霉素能降低 GBS 的定量值，抑制孕产妇炎症反应，提高新生儿 5 min 阿氏评分，同时改善母婴结局。

因此，对于孕妇进行有效的 GBS 筛查和产前预防性使用抗生素不仅能预防新生儿相关疾病，而且能降低孕产妇 GBS 感染性发病的风险，需要引起足够重视。

（徐步芳　上海交通大学医学院附属瑞金医院）

33　子宫内膜炎跟阴道菌群失调有关系吗？

子宫内膜炎是一种常见的盆腔炎性疾病，好发于育龄女性，指子宫内膜受到病原菌的感染而引发的炎症。

子宫内膜炎分为急性子宫内膜炎和慢性子宫内膜炎两种，前

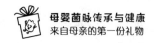

者的特点是在子宫内膜表层上皮、腺体管腔和宫腔内形成微脓肿和中性粒细胞浸润。临床表现为起病急，患者有明显的发热、下腹痛、白带异常等症状。慢性子宫内膜炎表现为子宫内膜基质异常的浆细胞浸润，临床上可以没有症状或仅出现轻微的非特异性症状，如白带增多、盆腔不适感等。

　　子宫内膜炎与宫腔菌群失调关系密切。近年来，随着16S rRNA测序、宏基因组测序等分子生物学技术的快速发展，已有很多研究证明，正常女性子宫腔并不是一个无菌的环境，乳杆菌占90%以上。患有子宫内膜炎的女性，宫腔微生物平衡被打破，致病菌丰度增加。研究表明急性子宫内膜炎的致病菌主要为淋球菌、沙眼衣原体、双球菌、黑色素革兰阴性杆菌、厌氧革兰阳性球菌等；而慢性子宫内膜炎的致病菌主要是厌氧菌、加德纳菌、双歧杆菌、普雷沃特氏菌等。研究发现慢性子宫内膜炎与育龄女性不孕症、反复胚胎着床失败、复发性流产密切相关，需要引起足够的重视。

（徐步芳　上海交通大学医学院附属瑞金医院）

34　孕期宫内感染对胎儿的发育有影响吗？是否会发生早产或者流产？

　　宫内感染是指病原体（主要为细菌、病毒、真菌、脲支原

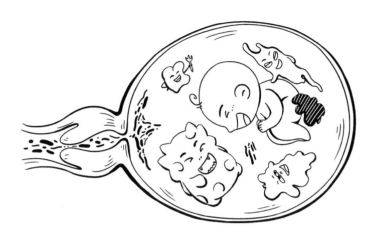

体、衣原体、螺旋体等，其中以细菌、脲支原体较为常见）通过怀孕妇女的胎盘屏障，经血流、淋巴循环或污染的羊水感染胎儿。孕妇感染这些病原体后，虽然绝大多数没有明显的症状，但能使胎儿感染，导致流产、先天性缺陷、死胎等。因此，建议在孕前应对慢性子宫内膜炎进行评估和治疗，孕期增强体质，预防疾病，注意孕期卫生，以避免宫内感染对胎儿造成不利影响。

（徐步芳　上海交通大学医学院附属瑞金医院）

㉟　孕期发生宫内感染怎么治疗？

宫内感染是严重的妊娠期并发症，是由于妊娠期病原微生物侵入羊膜腔引起羊水、胎膜、胎盘的感染，也称为羊膜腔感染，

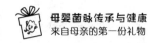

可导致流产、早产、胎儿/新生儿围生期脑损伤甚至脑性瘫痪等严重后果，因此孕期积极、及时、正确治疗宫腔感染对母婴至关重要。

目前关于妊娠期宫内感染主要采取预防和药物治疗等方法。

1. 预防　妊娠期要多注意个人卫生，保持外阴的清洁和干燥，勤换洗内裤，孕晚期减少性生活频次，避免不洁性生活。同时保持充足的休息，避免过度劳累。日常饮食上，建议摄入营养丰富的食物，保持心情愉悦，减少到人多的公共场所活动，避免接触感冒等患者，减少患病的风险。适当运动，增强自身免疫力，帮助身体抵抗感染。

2. 治疗　目前针对妊娠期宫内感染临床上多采用联合抗生素治疗，如阿莫西林、氨苄西林、庆大霉素等，特别是对胎龄≥34周诊断为宫腔感染的患者，在妊娠期及分娩期应积极给予相应的抗生素进行治疗，且临床研究表明在分娩期应用抗生素治疗可显著降低新生儿菌血症、肺炎和败血症的发生率。如果产前出现单次体温≥39.0℃或两次体温≥38.4℃，需要及时给予退热药如对乙酰氨基酚进行治疗，以减少产妇和新生儿不良妊娠结局的风险，保障母婴的健康和安全。

（徐步芳　上海交通大学医学院附属瑞金医院）

36 孕期如何保持生殖道健康呢？

怀孕期间，维护女性的生殖道健康对于确保母婴安全非常重要，可以从以下几点进行。

1. 定期产前检查 定期接受产前检查，监测全身身体状况，排除妊娠期糖尿病等导致免疫力低下的疾病。同时检测生殖道的健康状况，有助于早期发现和处理潜在问题。

2. 保持良好的卫生 维护良好的生殖道卫生是非常重要的。建议每天使用温水或温和的肥皂清洁外阴部，避免使用刺激的香皂或护理产品。同时，冲洗阴道会破坏局部菌群平衡，增加继发感染的风险，应避免。

3. 性生活安全 在怀孕期间，性生活是可以继续的，但需要确保安全性行为，以减少感染的风险。在妊娠晚期需要禁止性生活。

4. 健康饮食 妊娠期间保持均衡饮食，补充丰富的维生素、叶酸和摄入充足水分对于维护生殖道健康具有重要作用。研究表明地中海饮食模式，强调多吃果蔬，非精制谷物，橄榄油，豆类，坚果和鱼类等食物，适量食用乳制品、蛋类，减少红肉、黄油、奶油和含糖饮料的摄入的经典抗炎饮食模式，对孕期母胎健康具有积极影响。

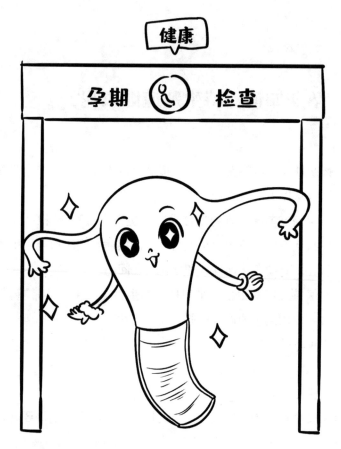

5. 养成良好生活习惯　怀孕期间孕妇应保持良好的生活习惯：适量运动，充足睡眠，心情愉快，避免吸烟和酗酒，尤其避免使用有毒有害的化学制剂品。提高孕妇免疫力，抵抗疾病的侵扰。

（徐步芳　上海交通大学医学院附属瑞金医院）

Part 2

母亲肠道菌群对孕妈健康和妊娠结局的影响

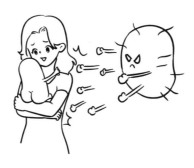

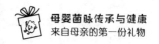

③⑦ 肠道菌群是否和不孕有关？

肠道菌群是指生活在人体肠道内的微生物群落，包括细菌、真菌和病毒等。这些微生物在人体内起着重要的生理功能，如帮助消化食物、合成维生素、调节免疫系统等。近年来的研究表明，肠道菌群失调可能与不孕症有关。成年人在致病菌感染、接受抗菌药物及手术治疗、生活方式和饮食方面改变的情况下，可能会出现肠道菌群失调。多项研究证实肠道菌群丰度的改变可能

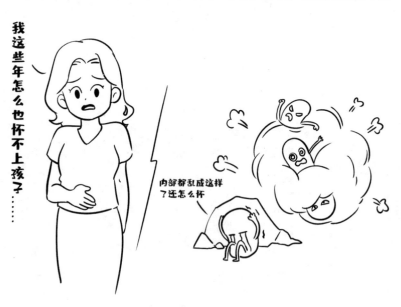

是引起女性多囊卵巢综合征、子宫内膜异位症、子宫内膜炎、复
发性流产等多个疾病的重要因素。

此外，肠道菌群的失调还可能通过影响激素平衡和免疫系统
功能来影响生育能力。一些研究发现，肠道菌群代谢紊乱和肠道
黏膜屏障受损，可导致血清内毒素和炎症因子水平升高，进而引
起激素合成障碍、卵巢储备和功能减退。减少热量摄入可能是一
种有效的干预措施，能够重塑平衡的肠道菌群，减轻菌群失调造
成的卵巢储备和功能受损。

（徐步芳　上海交通大学医学院附属瑞金医院）

38 多囊卵巢综合征与肠道菌群有什么关系？

多囊卵巢综合征（polycystic ovary syndrome，PCOS）是一
种常见的女性生殖内分泌失调性疾病，主要表现为雄激素过多和
卵巢排卵障碍，常与胰岛素抵抗有关。近年来的研究表明，肠道
菌群紊乱与 PCOS 之间存在一定的关系。肠道菌群是指生活在人
体肠道内的微生物群落，包括细菌、真菌和病毒等。这些微生物
在人体内起着重要的生理功能，如帮助消化食物、合成维生素、
调节免疫系统等。有研究表明，肠道菌群与内分泌疾病相关。

近年来，多项研究发现，PCOS 患者的肠道中存在菌群失调

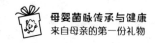

现象。这种菌群比例异常与肥胖、2型糖尿病及代谢综合征的发生、发展密切相关，而肥胖、糖尿病又是导致、加重PCOS的间接因素。此外，肠道菌群紊乱还可导致胰岛素抵抗、低度炎症反应和高雄激素血症，进而间接引起PCOS。科学家们通过研究发现，改变饮食习惯可以改善PCOS患者的症状。例如，多摄入富含膳食纤维的食物、减少高糖高脂的摄入、补充肠道益生菌等，可以改善肠道菌群，减轻炎症反应，改善胰岛素抵抗和雄激素代谢，从而缓解PCOS症状。

（徐步芳　上海交通大学医学院附属瑞金医院）

39 怀孕是否会带来肠道菌群的变化？怀孕期间的饮食、生活环境、心情是否也会影响菌群？

肠道菌群的多样性和组成受环境因素和宿主因素影响，如饮食、压力、抗生素、种族和年龄等。由于孕妇在循环、内分泌、免疫状态和饮食结构等方面的特殊性，其肠道菌群的组成和数量也会发生相应改变。

妊娠早期女性与健康非妊娠女性肠道菌群差异较小，妊娠晚期女性更接近代谢综合征患者肠道菌群的组成，主要表现为菌群种类减少、个体差异增加以及某些有益菌的减少，如肠道罗斯拜

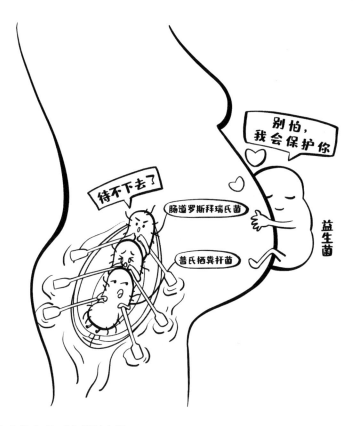

瑞氏菌和普氏栖粪杆菌。

　　临床研究显示，妊娠期女性补充益生菌尤其是嗜酸乳杆菌、双歧杆菌、保加利亚乳杆菌、嗜热链球菌和干酪乳杆菌可有效改善血糖水平、减轻胰岛素抵抗程度并降低妊娠糖尿病的发病率。另外，通过补充益生元等微生物调节剂同样可以改善肠道菌群的稳态。

　　　　　　　　　　（徐步芳　上海交通大学医学院附属瑞金医院）

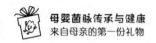

40　为什么孕期容易便秘，肠道菌群的变化起了什么作用？

不良的生活习惯，如缺乏运动、饮食结构异常、进食过量、孕期肥胖等高危因素可能导致超过 45% 的妊娠期女性出现便秘症状。

研究人员发现孕妇长时间高脂、低纤维的饮食会造成肠道菌群丰度显著下降。同时测序研究发现相较于健康孕妇，妊娠期便秘女性肠道菌群失调，部分有益菌属（厌氧链球菌、罗氏菌、毛螺菌、布氏乳杆菌、普雷沃菌等）显著减少，部分有害细菌（不动杆菌、肠球菌、肠杆菌等）明显增多。肠道菌群的改变可通过影响人体免疫系统、内分泌系统以及消化系统（包括肠动力、通透性等）功能导致便秘。例如肠道厌氧链球菌属产生的丁酸盐及普雷沃菌属的丰度降低延缓了结肠的蠕动，肠杆菌属丰度的增加会导致胃肠蠕动功能减弱并影响括约肌功能。

调整饮食、足量饮水、适度运动、保持良好的情绪和生活习惯、补充益生菌有助于缓解孕期便秘症状。

（徐步芳　上海交通大学医学院附属瑞金医院）

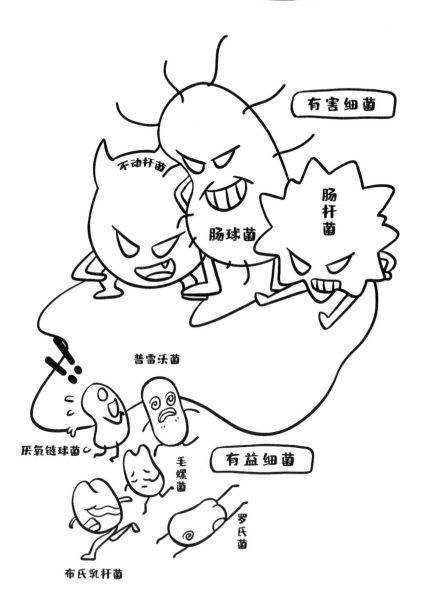

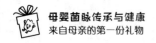

41 肠道菌群的变化会影响孕妇在妊娠期间的微量元素吸收吗？

微量元素包括大多数维生素和微量矿物质。必需维生素和矿物质是支持几乎所有代谢活动所需的成分，包括调节组织生长、功能和稳态的细胞信号传导、运动、增殖、分化和细胞凋亡。

在生命早期，这些基本的生物学作用使胎儿能够发育并成熟为健康的新生儿。妊娠期微量元素摄入不足与胎儿生长不良、早产、婴儿存活率低以及晚年患慢性病的风险增加有关，且多发于低收入国家和地区。

世界卫生组织建议所有孕妇补充铁和叶酸（iron and folic acid，IFA），以预防贫血和胎儿不良结局。而其他微量元素，通过营养丰富、健康多元的饮食即可满足妊娠需求，通常无需额外补充。至于妊娠期间肠道菌群变化是否会影响微量元素吸收，目前还缺乏相关研究，仍待科研工作者们的进一步探索。

（徐步芳　上海交通大学医学院附属瑞金医院）

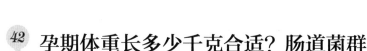

42 **孕期体重长多少千克合适？肠道菌群变化是否会影响孕期能量代谢及体重管理？**

1. 孕期体重长多少千克合适 从妊娠开始至分娩结束，正常的体重增长范围需要根据孕妇第一次产检时确定的孕前身体质量指数（BMI）来确定，不同的个体孕期增加的体重范围是不同的。体重增长过快就会增加巨大儿、难产、分娩产伤、妊娠期糖尿病等风险几率；相反，体重增长不足与胎儿生长受限、早产、低出生体重等不良妊娠结局有密切关系。

卫生保健人员根据孕妇孕前BMI提供孕期增重适宜范围的建议：BMI < 18.5 为低体重，孕期总增长值范围为11.0~16.0kg；18.5 ≤ BMI < 24.0 为正常体重，孕期总增长值范围为 8.0~14.0kg；24.0 ≤ BMI<28.0 为超重，孕期总增长值范围 7.0~11.0kg；BMI ≥ 28.0 为肥胖，孕期总增长值范围为5.0~9.0kg。

2. 肠道菌群变化是否会影响孕期能量代谢、体重管理 肠道菌群作为人体重要的组成部分，在肥胖相关代谢紊乱的发病机制和进展中具有核心作用。肠道菌群对宿主的动态干扰影响从免疫反应到能量代谢的多种生理功能，通过影响糖、脂代谢、免疫细

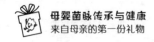

胞的发育、胰岛素敏感性、炎症反应等多种途径调节机体代谢。研究表明，在菌群门水平上，肥胖人群菌群组成中，拟杆菌门含量高于正常体重人群，而厚壁菌门的含量低于正常体重人群，当肥胖人群减肥时，拟杆菌门含量可随体重减轻有所减少，而厚壁菌门含量变化与其相反。在菌属水平上看，肥胖人群和正常体重人群菌群多样性也存在差异。同时肠道菌群代谢产物在肥胖的发生中也有巨大作用。

（苗永慧，陈敦金　广州医科大学附属第三医院）

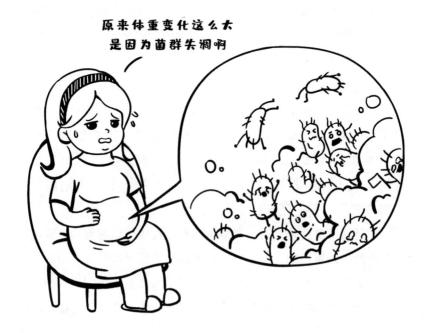

43 为什么会发生妊娠期糖尿病，有什么危害，肠道菌群在其中扮演什么角色？

妊娠期糖尿病（gestational diabetes mellitus，GDM）是指妊娠后首次出现或首次诊断的糖代谢异常，这是因为多种因素导致的胰岛素抵抗，使胰岛素代偿不足，从而使糖代谢紊乱，是妊娠期最常见的内分泌代谢障碍性疾病。妊娠期间母体葡萄糖需要量增加，母体对葡萄糖的利用增加、肾血流量及肾小球滤过率增加，胰岛素清除葡萄糖能力增加，夜间母体葡萄糖不断转运到胎儿体内都可使孕妇空腹血糖比非孕时偏低。

GDM 的发病机制目前尚未明确，妊娠期激素水平、饮食习惯等发生的变化对肠道菌群造成的影响是妊娠期糖尿病的一个诱因。随着相关研究的不断深入，妊娠过程中肠道菌群及其代谢产物的改变逐渐引起广泛关注，这种改变可能与妊娠期糖尿病发生存在一定的关联。研究显示，GDM 患者肠道菌群中双歧杆菌、厚壁菌等益生菌菌落数量减少，肠球菌、肠杆菌等致病菌数量增加，炎症因子水平升高。也有研究认为肠道菌群可能通过影响炎症反应改变短链脂肪酸形成、调节胆汁酸代谢、调节氨基酸代谢等途径引起胰岛素抵抗。肠道菌群及其代谢产物参与了人体生理代谢，在 GDM 发病机制中可能发挥关键作用。目前，GDM 的

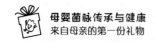

发病机制尚未被完全阐明，关于肠道菌群各代谢产物对妊娠期糖尿病影响的分子机制亦需更深入的研究。

（吴毅，陈敦金　广州医科大学附属第三医院）

44 何谓子痫前期，有什么危害，其与肠道菌群有什么关系？

子痫前期 (preeclampsia，PE) 是妊娠期特有的疾病，表现为妊娠 20 周后出现高血压，蛋白尿，可导致多脏器损害，严重威胁母婴健康。孕产妇可发生脑出血、心力衰竭、肺水肿、胎盘早剥等并发症甚至危及生命，出现胎儿窘迫、胎儿生长受限、死胎等不良结局。

PE 的发病机制尚未完全阐明，主要包括子宫螺旋小动脉重铸不足、炎症免疫过度激活、血管内皮细胞受损等。近年来，研究发现肠道菌群变化可能与 PE 的发病相关。肠道菌群与宿主和环境共同构成人体胃肠道微生态系统，对维持机体内环境稳态和健康起重要作用。

由肠道菌群失调引起的免疫耐受、炎症反应、糖脂代谢异常等参与 PE 的发生。与正常孕妇相比，PE 孕妇肠道菌群中条件致病菌如梭杆菌丰度增加；有益菌如乳杆菌含量明显下降。肠道细菌丰度与 PE 孕妇血压、蛋白尿、转氨酶和肌酐水平有关。肠道菌群失调时，其代谢产物短链脂肪酸合成减少，破坏肠道屏障功能，引起内毒素血症、炎症及氧化应激反应，损伤血管内皮细胞；可导致肝脏脂质代谢异常，使相关扩血管物质合成减少，缩血管物质合成增加；通过肠—胎盘轴，细菌移位引起局部胎盘炎症；从而导致血管痉挛，血压升高，诱导 PE 的发生发展。

（杨燕平，陈敦金　广州医科大学附属第三医院）

45　孕期激素的变化是否也会带来肠道菌群的改变？

妊娠早期的肠道菌群与非妊娠期女性大体相似，而妊娠晚期，肠道菌群的结构和组成则会发生改变，出现与疾病状态相似的肠道菌群生态失调现象。由此推测，与孕期激素变化可导致孕期肠道菌群的改变。

妊娠期间，女性机体性激素水平较孕前明显变化，妊娠黄体及胎盘分泌大量的雌、孕激素，并进而抑制下丘脑及腺垂体分泌促性腺激素。已有研究发现，妊娠晚期孕酮水平的增加可提升孕妇肠道菌群中双歧杆菌的水平。而双歧杆菌可降解母乳中无法消化的母乳低聚糖，因此在新生儿中扮演重要作用。雌激素水平影响细菌群体感应和生长速度，且与肠道菌群的多样性及肠道菌群组成呈强相关性。肠道菌群丰度的降低在与腺嘌呤和嘌呤代谢

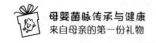
物水平升高呈负相关。嘌呤代谢紊乱会导致母体血中尿酸水平升高。而糖代谢、脂代谢和嘌呤代谢异常是妊娠期代谢综合征的主要特征。

妊娠期甲状腺呈中度增大，甲状腺素水平增高。妊娠期甲减孕妇的肠道菌群与正常孕妇存在显著差异。报道显示，妊娠期甲状腺功能与革兰阴性菌属丰度降低相关，而革兰阴性菌属丰度变化可导致肠道通透性增加，并导致脂多糖穿过胎盘屏障，激活破坏血管内皮屏障的炎症因子从而影响胎盘血供，导致一系列不良妊娠结局。

（方畅平，陈敦金　广州医科大学附属第三医院）

46 何谓脑—肠轴？产后抑郁是否和肠道菌群有关？

肠道菌群是寄居于人体肠道内的全部微生物群落组成，包括益生菌、噬菌体和寄生虫等。2012 年，Cryan 等正式提出微生物—肠—脑轴假说（microbiota–gut–brian axis，MGB），大脑可以支配人体的各个脏器功能，同时也会接收脏器包括肠道的生物信息输入，故可通过生物轴和外周系统等调控大脑功能。肠道微生物群及其代谢产物通过神经内分泌和肠内分泌信号通路与 CNS（中枢神经系统）和 ENS（肠神经系统）及生物屏障（如肠黏膜屏障和血脑屏障）进行沟通，或者通过 ANS（自主神经系统）的副交感神经和交感神经成分以及 ENS（主要是 HPA 轴）直接介导。

产后抑郁 (postpartum depression，PPD) 是指产妇在分娩之后出现的以情绪持续性低落为基础特征的一组精神障碍，是分娩最常见的并发症。多个研究表明，抑郁症与肠道菌群丰富度和多样性的改变密不可分。在健康人群中，拟杆菌门与厚壁菌门是最主要的优势菌门，其他菌门丰度占比较小，不同菌群之间保持相对比例的动态平衡以维持肠道正常功能。与正常人相比，抑郁症患者的肠道微生物丰富度和多样性显著降低。有研究显示，PPD 患者中粪杆菌属、葡聚糖杆菌属和丁酸球菌属均显着减少，而肠杆菌科细菌则明显增加。这些研究在揭示产后抑郁个体肠道菌群与健康个体存在差异现象的同时，也为肠道菌群在产后抑郁发生发展过程中的变化提供了证据。我们可以预见，靶向肠道微生态和脑—肠轴的干预方式将成为抑郁症防治领域的重要部分。

（陈秉钧，陈敦金　广州医科大学附属第三医院）

47 口腔菌群和肠道菌群有没有关联，孕期是否要注重口腔保健？

口腔微生物组由 600~700 多个细菌物种，1000~10000 亿各种微生物组成。它们在口腔的不同部位共栖、竞争和拮抗，与口

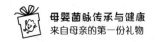
腔固有环境共同构成了口腔微生态系统。口腔微生态作为一个完整的生态系统，为口腔内各种微生物的生长繁殖和定居提供了适宜的环境和条件。口腔微生物是人类第二大微生物群，仅次于肠道的微生物群。

肠道是人体微生物的主要聚集地，对人体的健康起到至关重要的作用。而在我们的口腔中，同样有着众多微生物，与肠道菌群存在着密切的联系，也和人体健康休戚相关。理论上口腔细菌会随着消化道一直游移到肠道，那么口腔细菌除了在口腔中起作用外还能影响到身体其他部位吗？

研究结果表明，绝大部分的口腔菌群不仅可以"迁移"到肠

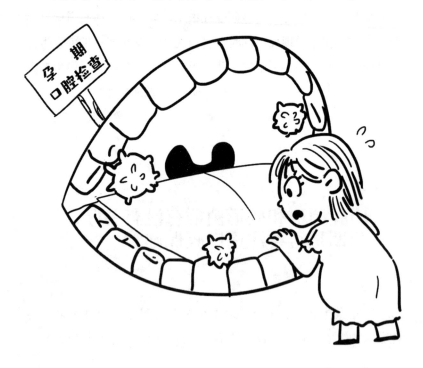

道中并且能够定植其中，而这个细菌"迁移"的过程是连续的。也就是说，几乎每时每刻，人类通过吞咽口水或者喝水吃饭等途径将口腔菌群源源不断地输送到胃肠道，其中部分菌种在肠道中定植。

科学证据表明，"病从口入"不止是外来的食物，也可能由口腔细菌导致，所以要想避免"病从口入"的发生，仅仅吃干净的食物，喝干净的水是远远不够的，维护健康的口腔菌群也是必不可少的。

孕期是否要注意口腔保健?

口腔菌群是我们口腔内的微生物群体，它们在维护口腔生态平衡、预防口腔疾病方面发挥着重要作用。妊娠期是口腔健康保健的一段特殊时期。因孕期饮食习惯的改变和激素分泌及代谢水平的变化，妊娠期女性的口腔菌群也会发生相应变化。这些变化可能导致口腔内的有害细菌增多，进而增加口腔疾病的风险。因此，了解妊娠期女性口腔菌群的特点和作用机制，对于维护妊娠期女性的口腔保健以及母婴健康均具有重要意义。

（梁新月，陈敦金 广州医科大学附属第三医院）

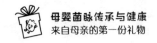

48 孕妇的肠道菌群变化是否会对阴道菌群带来影响？

　　肠道菌群参与了多种生殖系统相关疾病的发生发展以及转归。肠道菌群及其产物可能影响整个胚胎发育。存在于消化道中的许多细菌也存在于女性生殖道中，包括阴道、子宫内膜和胎盘。从功能上讲，微生物群是生殖道的关键物质，可以在疾病的多个部位受到干扰。

　　阴道微生态是由阴道内的微生态菌群、机体的内分泌调节、局部免疫和解剖结构共同构成。正常健康女性阴道内的微生态菌群（vaginal microbiota, VMB）包括革兰阳性需氧菌、革兰阴性需氧菌、厌氧菌、支原体及假丝酵母菌等，它们与宿主、环境之间构成了彼此制约、相互协调的动态平衡。

　　无论是阴道菌群还是宫腔菌群，都受到肠道菌群的影响。如果将肠道菌群比做我们体内的原始森林，那么阴道菌群和宫腔菌群就是周围的小森林，身体内外环境的改变如同一阵风吹过，把种子（细菌和代谢产物）从原始森林带到小森林，生根发芽。阴道内环境与肠道环境中存在相同的菌群，如乳杆菌、双歧杆菌等。肠道菌群对女性的阴道微生态环境有一定的调节作用。阴道内环境中菌群的动态平衡维持着女性生殖系统的健康，一旦失去这种平衡，免疫系统受损，易引起生殖道的各种疾病。

（洪凡，陈敦金　广州医科大学附属第三医院）

49 孕妇阴道 B 族链球菌和大肠埃希菌定植是否会影响胎儿分娩和健康？

正常的的阴道微生物群种类繁多，B 族链球菌（group B Streptococcus，GBS）和大肠埃希菌（Escherichia coli）都是常见的阴道定植菌，同时，这两者也都是导致新生儿脓毒症休克的常见致病菌。

（1）B 族链球菌：又叫无乳链球菌，是人类胃肠道的正常定植菌，直肠为主要定植部位，可以通过肛门、会阴上行至阴道，全球多中心数据显示孕妇中 GBS 定植率为 18%，中国孕妇群体 GBS 定植率为 11.3%。GBS 是导致胎儿分娩过程感染的主要致病菌，对于存在 GBS 定植的孕妇，如不给抗生素做预防性的阻断，50% 会在胎膜破裂后或分娩期间传播给胎儿，从而增加新生儿（或婴儿）患 GBS 败血症的风险。

对于孕妇，由于 GBS 有导致生殖道感染、泌尿系感染，以及绒毛膜羊膜炎、孕产妇败血症等并发症的风险，所以 GBS 定植与流产、早产、胎膜早破、胎死宫内等严重并发症也密切相关，可以通过对母体的影响间接导致胎儿、新生儿的不良结局。

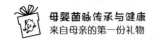
所以，对于孕晚期常规监测发现 GBS 阳性的孕妇，需认真对待，入院后积极与主管医生沟通病情，按照治疗原则规范应用抗生素，避免不良结局发生。

（2）大肠埃希菌：又称大肠杆菌，也是人类肠道正常定植菌，其不同的亚型具有不同的致病性。大约 32% 的阴道分泌物样本中可以检出大肠杆菌，大肠埃希菌可以在分娩前或者分娩过程中感染胎儿，目前研究发现，母体定植是新生儿在出生时发生大肠埃希菌定植的一个危险因素。特别是产超广谱 β 内酰胺酶的大肠埃希菌（ESBL-E）感染已经成为新生儿早发型脓毒症的重要致病菌之一，围产期的母胎传播可能是新生儿感染 ESBL-E 的一个重要方式。目前的诊疗指南并没有把母体大肠埃希菌定植的检查作为孕期常规检查项目。但 ESBL-E 感染导致的新生儿高死亡率，让我们必须提高对大肠埃希菌定植的重视。

（余琳，陈敦金　广州医科大学附属第三医院）

50　孕妇的肠道菌群或其成分是否会进入到胎儿体内？

肠道菌群的母婴传递是一种普遍存在的现象，婴幼儿肠道细菌的定植起始于宫内生长阶段，在围产期及出生后受到多种因素的影响，如孕期危险因素暴露（抗生素等）、分娩孕周、分娩方式、出生后是否母乳喂养等。肠道微生态与人体的免疫和代谢系统关联紧密，肠道微生物的种类和数量影响着新生儿及其后续生长发育过程中的健康。

新生儿肠道菌群的组成主要包括四大门属：放线菌门（双歧杆菌属）、变形菌门（肠杆菌属）、厚壁菌门（如链球菌属和肠球菌属）和拟杆菌门（拟杆菌属）。婴儿出生后，（如变形菌门、厚壁菌门）立即占据主导地位，导致肠道缺氧，随后被严格厌氧菌（如双歧杆菌、乳酸杆菌）定植，双歧杆菌是胎儿期（3~6 月龄）优势菌属。

分娩方式是有效菌群传递的关键因素，自然分娩新生儿获得的微生物多样性更大。阴道分娩的婴儿早期肠道菌群与母亲阴道和肠道菌群相似，以乳杆菌、普氏菌、拟杆菌等为优势菌；而剖宫产分娩者含有较多葡萄球菌、丙酸杆菌等，双歧杆菌和拟杆菌相对较少。因母乳中含有分泌型 IgA 抗体、乳铁蛋白、溶菌酶等多种活性物质，母乳喂养可重塑新生儿的肠道菌群。抗生素可可影响肠道菌群的多样性，产前／产程中使用抗生素者新生儿出生时双歧杆菌、拟杆菌和乳杆菌的相对含量降低，肠球菌和梭状芽孢杆菌的相对含量增加。

（李霞林，陈敦金 广州医科大学附属第三医院）

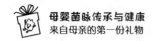
51 孕妇的肠道菌群变化是否会影响胎儿的正常生理发育？

　　肠道菌群的变化可能会影响胎儿免疫细胞的发育。适当的肠道菌群可以促进免疫细胞的正常发育和功能。适当的菌群组成可以促进免疫系统的正常应答，并维持免疫调节的平衡。失衡的肠道菌群可能导致免疫系统的过度激活或抑制，从而影响胎儿免疫

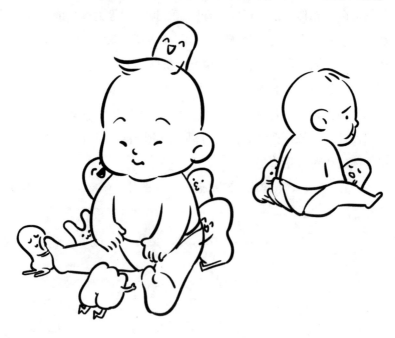

系统的发育和功能。

过敏和免疫相关疾病风险：肠道菌群的失衡可能增加胎儿后期发生过敏和免疫相关疾病的风险。一些研究表明，孕期肠道菌群的异常变化与子代儿童期哮喘、过敏性疾病和自身免疫疾病等疾病的发生有关。

孕妇肠道菌群与胎儿代谢调节的关系：肠道菌群的失衡可能会增加胎儿代谢疾病的风险。研究表明，肠道菌群的异常变化与代谢疾病，如肥胖、糖尿病和心血管疾病等的发生有关。

然而，目前对于孕妇肠道菌群和胎儿正常生长发育之间的关系还存在许多未知。虽然研究结果有一定的相关性，但不能确定因果关系。此外，个体差异、环境因素和遗传因素等也可能对肠道菌群和胎儿发育之间的关系产生影响。因此，虽然孕妇肠道菌群的变化可能会对胎儿的正常生长发育产生一定影响，但具体的机制和影响程度仍需要更多的研究来进一步理解。

（邓亭，陈敦金　广州医科大学附属第三医院）

52 母婴垂直传播的疾病有哪些？肠道菌群是否参与其中？

母婴垂直传播，又称垂直感染，可分为以下 3 类。

（1）经胎盘传播：感染了病毒的孕妇经过胎盘血液这个渠道

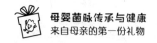
把病原体传给胎儿，从而引起宫内感染，例如风疹、艾滋病、梅毒和乙型肝炎等。

（2）上行性传播：病原体从孕妇阴道到达绒毛膜或胎盘引起胎儿宫内感染，例如链球菌、葡萄球菌、肺炎链球菌、白色念珠菌等。

（3）分娩时传播：孕妈在分娩过程中由于胎儿从无菌的羊膜腔内产出而暴露于严重感染的产道，导致皮肤、黏膜、呼吸道或肠道等被感染，淋球菌、结膜炎包涵体、疱疹病毒等就通过这种方式传播。

肠道菌群是否参与其中？答案是肯定的。

目前研究发现，婴儿肠道微生物组中的很大一部分被认为是在出生时和出生后从母体中获得的。例如肠道菌群中的双歧杆菌（双歧杆菌是婴儿期至成年期维持机体健康的主要微生物成员）。

研究还发现，肠道菌群的母婴传递是一种普遍存在的现象。胎儿早期的肠道菌群初始化定植，能够影响胎儿免疫系统发育和口服耐受建立，此时期任何原因导致肠道菌群失衡均可增加婴儿远期"免疫介导相关性疾病"如过敏性疾病、代谢紊乱和肠道慢性炎症性疾病的发生风险。

（潘玲兰，陈敦金　广州医科大学附属第三医院）

53 为什么会发生妊娠期肝内胆汁淤积症，其与肠道菌群的关系如何？

妊娠期肝内胆汁淤积症（ICP）是妊娠期最常见的肝脏疾病，表现为妊娠中晚期出现的皮肤瘙痒、黄疸、血清胆汁酸和肝酶水平异常升高，分娩后可迅速消退。ICP病因十分复杂，目前发病机制尚不明确，可能与遗传、环境、女性性激素水平和免疫功能失调等相关。

生物信息分析显示，肠道菌群参与多个胆汁酸代谢的过程。肠道菌群失调与胆汁酸代谢、脂质代谢等过程密切相关，在ICP的发生发展过程中起重要作用，但想要由此阐明ICP的发生机制还有待更深入的研究。

陆军军医大学的一项研究显示：将ICP患者的粪便微生物移植到小鼠体内可诱导ICP的特征，包括胆汁酸升高、肝损伤、胎儿生长迟缓和胎盘异常。并进一步证实肠道微生物—胆汁酸—肝脏法尼醇X受体（FXR）信号通路轴在ICP发生中起关键调节作用，其中膨杆菌属是关键调节因子。严重ICP患者体内膨杆菌属的丰度明显增加，仅移植膨杆菌属就可以在小鼠体内促进ICP。针对该信号通路轴的治疗可能开发出新的ICP治疗方法。

（印贤琴，陈敦金　广州医科大学附属第三医院）

Part 3

割断家族世代传承的健康菌脉的影响因素

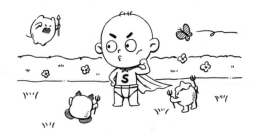

54 顺产对宝宝菌群建立有什么帮助？

顺产，即经阴道自然分娩，在分娩时婴儿快速从母亲产道及粪便中获得母源微生物，故早期肠道菌群大部分源于母体的肠道、阴道、口腔及皮肤，多为厌氧菌及有益菌，它们逐渐地选择和适应并生存下来。起初新生儿肠道与母亲的阴道菌群组成相似，如双歧杆菌、乳酸杆菌、拟杆菌和副拟杆菌等。而后肠道中的微生物在婴儿肠道菌群中逐渐显现出更强的优势及持久性。顺产更利于有益菌群的定植，利于新生儿免疫系统的建立，预防肠道感染等疾病。

分娩方式对母乳中的微生物组成有独立的影响，而母乳中的菌群数量及种类影响母乳喂养婴儿肠道菌群的建立。研究表明，母乳中有 18 个核心母乳微生物群，值得注意的是，其中 16 个微生物群仅存在顺产母亲的母乳中，其中阴道分娩的母亲的母乳中微生物群的丰度明显高于剖宫产的母亲。与阴道分娩的新生儿相比，剖宫产新生儿的肠道微生物群包含双歧杆菌属、链球菌属和乳杆菌属的物种数量较少，而潜在致病菌如产气荚膜梭状芽孢杆菌或大肠杆菌更多，可以这样解释：即在生产过程中胎儿通过阴道时，获得了妈妈阴道、皮肤及妈妈粪便中不同的有益菌。

出生模式也能显著地影响新生儿期和儿童期后期的发育中

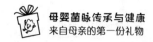

的肠道微生物群，至少可以部分解释剖宫产与晚年非传染性疾病，如糖尿病、过敏性疾病及肥胖发病率增加之间存在流行病学联系。

（毛志芹　中国医科大学附属盛京医院）

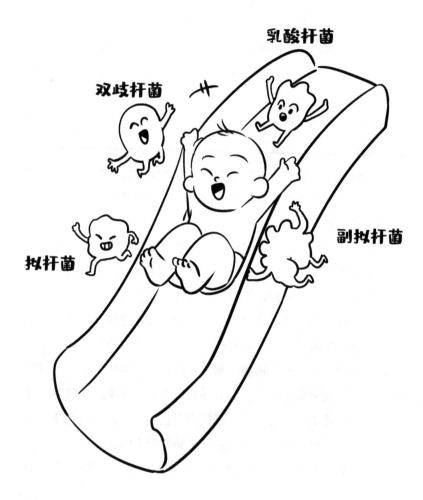

55 剖宫产对宝宝的菌群建立有什么影响？

剖宫产又称剖宫产，指由于某些因素不能选择阴道分娩而选择经腹切开子宫取出胎儿的手术。与顺产相比，剖宫产婴儿的肠道菌群有其特点：由于剖宫产时，胎儿没有与母亲产道和肠道的直接接触，尤其是缺乏产道的挤压，因而缺乏来自母亲阴道及肠道的菌群，其获得的菌群与母体皮肤、医院工作人员或医院环境中定植的菌落最为相似，多为微需氧菌及兼性厌氧菌等，具有毒性和抗生素耐药基因的微生物比例也较高。与阴道分娩的新生儿

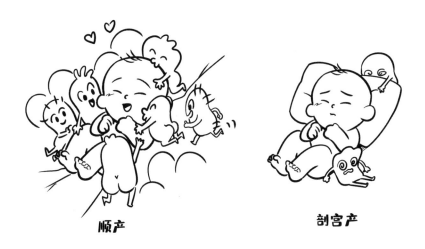

顺产　　　　　　　　　剖宫产

相比，剖宫产新生儿拟杆菌门及放线菌门的多样性与丰度降低，双歧杆菌属、链球菌属和乳杆菌属的物种数量较少，更多的潜在致病菌如产气荚膜梭状芽孢杆菌或大肠杆菌增多。选择性剖宫产出生的婴儿在 4 个月大时，其胃肠道微生物组的细菌丰富度和多样性仍特别低。研究表明，择期与急诊剖宫产对婴儿肠道菌群的影响也是不同的，急诊剖宫产即部分启动阴道分娩后再改为剖宫产，可能会使婴儿肠道微生物群向阴道出生的婴儿倾斜。剖宫产婴儿的肠道微生物组早期暴露出更高程度的菌株周转率，母体源菌株较少，导致婴儿肠道免疫功能差异。这种差异随着时间的推移减弱，但在 1 岁时仍可以检测出阴式分娩儿菌群的差异。

一系列研究显示，剖宫产分娩的新生儿患代谢和特异性疾病的易感性增加，如肥胖症、哮喘、过敏、免疫缺陷、白血病、糖尿病、炎症性肠病等等。

近年来，对于剖宫产婴儿的早期微生物干预，俗称"阴道播种"逐渐引起关注，其通过采集剖宫产孕妇阴道的分泌物涂抹在刚出生的新生儿嘴巴和皮肤上，目的是使剖宫产婴儿接触到母亲产道里的有益细菌，但其安全性及有效性尚未确定，仍在试验研究中。

（毛志芹　中国医科大学附属盛京医院）

56 早产及低体重对孩子的发育有影响吗？对早期菌群建立有什么影响？

胎龄也是影响婴幼儿肠道菌群定植和微生物组发育的一个重要因素。早产儿肠道功能发育不成熟，肠道黏膜屏障不完善，肠道微生物群发育方式也与足月儿明显不同，其建立和发育更为复杂。早产儿尤其是低出生体重儿，多需要住院治疗，随即面临着诸多问题，如器官发育不成熟，医院环境中复杂的菌群环境、

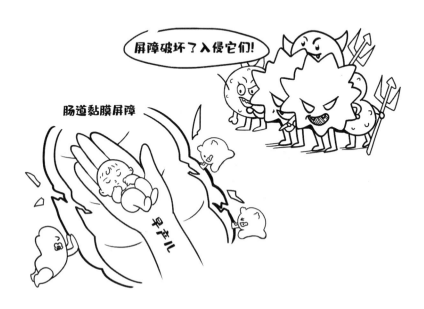

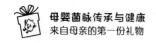
母乳喂养的延迟、早产儿妈妈母乳中母乳寡糖（HMOs）的浓度低，多种药物包括抗生素的长期暴露、肠道发育不良对营养物质的吸收差等，这些因素都对早产儿肠道菌群建立造成影响。早产儿肠道菌群失调，其多样性及丰富度较足月儿明显减低，有益菌群减少，致病菌群明显增加，定植时间较足月儿晚，且共生微生物改变了肠道定植，尤其是双歧杆菌、拟杆菌门显著减少，厚壁菌门及变形菌门比例显著增高，如大肠杆菌、肠球菌、链球菌、葡萄球菌等机会致病菌。

肠道菌群的建立和发育与早产儿疾病的发生有明显的联系，早产儿免疫系统发育较差，未成熟的肠道上皮细胞容易受到细菌入侵、炎症和肠道缺血的影响，肠道更易发生炎性损伤，最终形成严重的新生儿期疾病如坏死性小肠结肠炎。由于肠道菌群未正常建立，肠道屏障功能破坏，影响宝宝免疫功能的发育，增大了宝宝过敏性疾病发生的风险。

（毛志芹　中国医科大学附属盛京医院）

57 母乳喂养对婴幼儿生长发育和肠道菌群建立有哪些益处？

婴幼儿喂养方式与宝宝的生长发育、肠道菌群的建立和早期免疫屏障的形成有关，一直受到广泛关注，母乳是一类含有丰富的生物活性成分的液体营养物，母乳不仅含有宏量和微量营养素，还含有活细胞、激素、消化酶、生长因子和免疫保护物质，能够完全满足 6 个月以下婴儿营养发育的需要。对人类来说，母乳不仅有物质营养，还有精神营养作用。

既往认为母乳是无菌液体，近年来的研究表明，母乳本质上既有益生元又有益生菌，因为它含有多种人乳低聚糖（HMO，现在在母乳中发现 200 多种），HMO 具有益生元的作用，一些 HMO 的结构还类似于上皮细胞病原体受体，使它们能够作为诱饵受体，以防止病原体与上皮细胞结合，增强病原体清除。母乳中还有很多的对新生儿最佳免疫发育和肠道定植至关重要的有益菌，母乳中的细菌成分与婴儿的肠道微生态的建立密切相关，益生元是肠道益生菌赖以生存的食物，母乳能够间接通过益生元

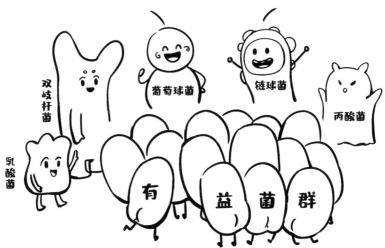

我们是强大的母乳大军！

双歧杆菌　葡萄球菌　链球菌　丙酸菌　乳酸菌

有　益　菌　群

（HMO）促进婴儿肠道特定细菌的生长如婴儿双歧杆菌，也可以直接通过母乳喂养把母乳中的细菌垂直传播给宝宝，改变婴儿肠道微生物群的组成。最重要的是，母乳喂养能有效促进新生儿肠道优势菌群的建立，母乳中以有益菌乳杆菌和双歧杆菌为主。人乳中有一种叫双歧因子的物质，它能够促进专性厌氧菌——双歧杆菌繁殖增生，且在妈妈的初乳中含量最多。母乳中的其他物质如溶菌酶能杀死肠道腐败球菌，增加肠道抗感染力；低聚寡糖选择性进入有益菌菌体内分解代谢供能，且能抑制致病菌在肠道定植。尽管每个妈妈的母乳微生物群都不完全一样，但是通常由链球菌、葡萄球菌、丙酸菌、乳酸菌和双歧杆菌组成。

母乳喂养有很多优点，首先，母乳可持续为婴儿提供生长所需充足的能量、丰富的营养物质、合理的钙磷比例、维生素、微量元素、益生元及益生菌。母乳自带蛋白质水解系统，母乳中的蛋白质是以小分子物质乳清蛋白为主，消化酶含量多，利于肠道对营养物质的吸收和消化，并且能够预防过敏性疾病的发生。其次，母乳中所特有"保护因子"——多种免疫球蛋白如 IgA、IgG、IgM 及双歧因子，可以提高婴儿抵抗力，减少生命早期呼吸道及胃肠道感染，这是配方奶粉无法代替的。第三，母乳喂养可以增加母婴间的情感交流，利于婴儿安全感和情感的发展。

（毛志芹　中国医科大学附属盛京医院）

58 妈妈生产时使用了抗生素，是否会通过母乳喂养传递给宝宝？

　　有些时候，妈妈因剖宫产、胎膜早破、绒毛膜羊膜炎或有感染性疾病时会在产前、产时以及产后使用抗生素预防或治疗感染，研究证明剖宫产术前预防性应用抗生素可以降低母亲发生子宫和伤口感染的风险。母亲在分娩时可能会导致妈妈肠道通透性增加，使母体肠道中的细菌易位增强，从而将细菌转移到母乳

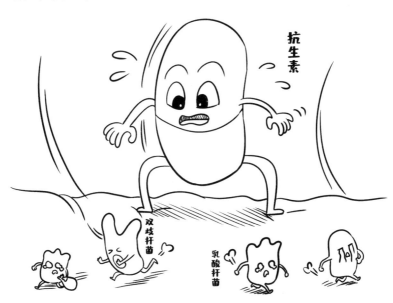

中。可以想象，孕产妇产时的抗生素治疗可能会扰乱妈妈的肠道菌群，进而影响母乳中的微生物群，会影响居住在乳腺上皮细胞中的原驻细菌。研究表明：产时预防性应用抗生素与未接触过抗生素母亲的婴儿相比，在婴儿 3 个月和 12 个月时肠道微生物群组成有显著差别。通过对照研究发现，产时抗生素暴露可能与婴儿肠绞痛的发生率增加有关。这些潜在的有害影响在多大程度上是由母乳微生物群介导的，目前尚不清楚。

使用抗生素妈妈的乳汁成分中可以检测到抗生素。也就是说，使用抗生素期间哺乳，抗生素能通过血液转运到乳腺，出现在乳汁中，进而通过母乳喂养传递给宝宝。所以，建议在使用抗生素期间的妈妈暂停哺乳，一方面是抗生素进入婴儿肠道，杀灭或抑制需氧或兼性厌氧菌生长，使肠道无法形成无氧环境，则专性厌氧菌如双歧杆菌等无法生长繁殖，肠道正常菌群无法建立。另一方面。母乳中的抗生素可直接杀灭肠道内已存在的细菌类有益菌如双歧杆菌及乳酸杆菌，造成一些不怕抗生素的潜在致病菌定植，抗菌剂和免疫球蛋白 IgG 的表达减少，从而增加对感染的易感性，轻则导致婴儿腹泻、中耳炎，重则影响婴儿生长发育及免疫功能。

此外，婴儿可以通过母乳喂养获得细菌抗生素耐药基因，分娩时或者产后通过母乳接触抗生素可能会增加婴儿肠道中特殊抗生素耐药基因的丰度，增加了婴儿抗生素耐药的风险，这些耐药性基因可能会转移到病原体上，炎症细胞因子会增加，胰岛素敏感性会发生改变，短链脂肪酸和胆汁酸的代谢会被调节，免疫稳态将受到挑战，破坏 Th1/Th2 的平衡，因此，抗生素增加了免疫介导疾病的风险如牛奶蛋白过敏、肥胖、糖尿病和哮喘等。

（毛志芹 中国医科大学附属盛京医院）

59 母乳喂养到几个月最好？

母乳几乎可以满足小于 6 个月婴儿所需要的最佳营养物质。因此，推荐纯母乳喂养至 6 月龄左右，此后在适当添加固体辅食的同时继续母乳喂养，至少持续至 1 岁。母乳喂养对母婴兼具短期和远期获益，因此该推荐得到多个国内外医学组织和专业机构的强烈支持，世界卫生组织（WHO）推荐至少母乳喂养到 2 岁。母乳喂养欠佳与婴儿和儿童期的并发症和死亡风险增加有关，还会增加某些慢性病的风险。

2018 年 4 月 11 日，世界卫生组织与联合国儿童基金会在日内瓦联合发布了更新版《促进母乳喂养成功 10 项措施（2018）》，文中提到母乳在 6 个月内能提供婴儿所需的全部营养需要，故建议在 6 个月之前应该坚持母乳喂养；在婴儿 6~12 个月期间，母乳能满足一半或更多的婴儿营养需要；在婴儿 1~2 岁的这一年中，母乳可提供三分之一的营养。若 6 个月后继续母乳喂养至 2 岁或更长时间，必须同时要补充辅食，因为 4~6 月是婴儿味觉形成的关键期，如果还不添加辅食，小儿今后挑食的可能性会大大的增加。

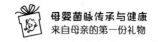
为维护母婴权益，强化母乳喂养全社会支持体系，强化公众的母乳喂养意识，保护、促进和支持母乳喂养，进一步提升母乳喂养水平，将每年的 5 月 20 日定为全国母乳喂养宣传日。《"健康中国 2030"规划纲要》中也提到了"母乳喂养促进行动计划"，预计到 2025 年，全国 6 个月内纯母乳喂养率将达到 50% 以上。

（毛志芹　中国医科大学附属盛京医院）

60　单纯奶粉喂养对婴幼儿生长发育和肠道菌群建立有什么影响？

喂养类型是人类肠道发育、微生物多样性和生命中任何年龄的肠道功能的关键问题。母乳通过提供生物活性成分，母乳中的 HMO 可以保护婴儿免受致病性感染，能促进屏障功能，刺激免疫系统，促进免疫耐受。单纯奶粉喂养即为人工喂养，一般以牛奶为基础，包含其他营养元素。近年来母乳喂养率逐渐下降，多由于母乳量不足、喂养时间受限、错误观念等因素而无法实施，人工喂养及混合喂养率逐年升高，虽然配方奶粉成分越来越接近母乳，为无法母乳喂养的新生儿提供了喂养的替代品，但对于生长发育和肠道菌群的建立和母乳仍有一定的差距。即使配方奶粉不断改良强化，成分无限接近母乳，但还是缺乏低寡糖 HMO、双歧因子等有益因子，无法在肠道菌群建立方面完全取代母乳。同时，配方奶也天然缺乏免疫球蛋白类物质，一定程度上影响了新生儿免疫功能的建立。如今，已经可以确定，单纯母乳喂养为 6 个月或以上，相较于配方粉喂养，可以降低一些传染性疾病的发病率和 / 或严重程度，还可以减少过敏性疾病和排便紊乱的发生。

研究显示，单纯奶粉喂养和母乳喂养在新生儿身高、体重等体格发育上无明显差异，但配方奶喂养在加快极低出生体重儿体重增长方面的作用比母乳喂养更好。配方奶粉喂养的婴儿与母乳喂养儿比较，肠道菌群有较高多样性，拟杆菌属、梭菌纲和肠杆菌科数量增加，同时也包含了机会致病菌如大肠杆菌和艰难梭菌，减少产特定短链脂肪酸的细菌，但有益菌的定植如乳酸杆菌、葡萄球菌、拟杆菌、双歧杆菌等均低于母乳喂养婴儿。

（毛志芹　中国医科大学附属盛京医院）

61 混合喂养对婴幼儿生长发育和菌群建立有什么影响？

混合喂养是指在母乳喂养的基础上加入奶粉的混合喂养方式，因母乳量不足等因素不能完全通过母乳喂养来满足新生儿全部的营养需求，所以需要引入配方奶粉协同喂养，是目前婴幼儿

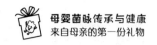
喂养的主要方式之一。这意味着婴幼儿既获得了母乳喂养和奶粉喂养的优点，也存在两种喂养方式的缺点。

有研究表明，母乳喂养较混合喂养婴儿营养状态更趋近正常，偏瘦和偏胖的几率降低，肥胖与超重患儿更少，还可以减少过敏性疾病和排便紊乱的发生；但混合喂养患儿缺铁性贫血的比例更低。此外，混合喂养可能会破坏母乳独特的微生物组，加入配方奶粉后，菌群多样性确实增加，但却改变了肠道微生物的比例乃至肠道的内环境，打破菌群的平衡，引入了机会致病菌。母乳中的生物活性物质如溶菌酶、人乳低聚糖、乳铁蛋白等也因为配方奶粉的引入而在一定程度上被破坏。

（毛志芹　中国医科大学附属盛京医院）

62　辅食添加对宝宝肠道菌群有何影响？

添加辅食是宝宝成长发育过程中的一个里程碑，在宝宝生长过程中，辅食起着承上启下的作用，不仅关系到了近期的生长发育，也关系到长期的健康，可以说是奠定宝宝一生健康的基础。

辅食添加的定义是指婴儿六月龄以后，母乳或配方奶粉不能再满足婴儿由于营养需求而需补充的额外的营养物质。辅食也标志着宝宝从以奶为基础食物的喂养方式逐渐向成人饮食过渡，逐步建立饮食多样性，利于肠道引入新的菌群，是建立终身健康饮食习惯的"窗口期"。

肠道微生物群的发育经历了三个不同的微生物群组成阶段：14 个月前的发育阶段，15~30 个月前的过渡阶段，以及 31~46 个月之间的稳定阶段，其肠道菌群的建立与演变与宝宝的喂养方式及辅食添加密不可分。研究发现，引入辅食后的婴幼儿肠道微生物多样性较前明显增加，双歧杆菌、肠杆菌、艰难梭菌和产气荚膜梭菌的比例减低，而球形梭菌和柔嫩梭菌的比例显著增加。不同的食物对菌群影响不同，即当辅食中引入高纤维和碳水化合物时，厚壁菌门和普氏杆菌增加；当辅食中引入动物蛋白和脂肪时，拟杆菌门增加。

宝宝肠道菌群的变化与辅食添加的时机、顺序、种类、模式等都息息相关。辅食添加由少量开始逐渐加量，开始主要以流质及泥糊状食物为主，后逐步调整至软食及固体食物。辅食向婴幼儿提供了热量、蛋白质、维生素、矿物质等营养物质，预防营养不良、缺铁性贫血的发生，利于肠道菌群的多样性和丰度变化。在辅食添加时期，宝宝肠道微生态还没有完全建立，菌群结构容易受外界环境特别是饮食影响，添加方法不对，就会造成宝宝出现腹泻、便秘及消化不良的发生，严重会引发以后出现厌食偏食，生长发育障碍及营养不良。

（毛志芹　中国医科大学附属盛京医院）

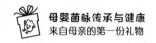
63 断乳后固体饮食添加对宝宝肠道菌群的影响有哪些?

　　宝宝肠道菌群的建立与演变是一个缓慢动态的成熟过程,主要经历4个阶段:菌群建立、哺乳期、辅食添加及断乳。断乳被认为是婴儿菌群发育的一个关键时期,婴儿从以液体饮食为主转向多种固体饮食,胃肠道暴露于多种动植物营养成分中,几乎完全接近成年人的饮食,使得宝宝的肠道菌群结构发生剧烈的变化,并逐渐出现更加稳定的类似成人的菌群结构,断乳是婴儿肠道菌群向成年菌群发育的主要驱动力。在3岁左右,幼儿的肠道菌群结构多样性及稳定性已与成人接近。断乳后,为了能更好消化新引入的动物、植物来源的碳水化合物,以双歧杆菌为主的肠道菌逐渐趋于多样性,如杆菌属、嗜胆菌属、梭菌属、丁酸弧菌属等肠道微生物的种类明显增多。

　　长期的饮食习惯对肠道菌群组建立有重要的作用,精细食物容易被消化酶消化,利于吸收,但含糖量更高,容易导致血糖升高。而未经加工过的物质,不能很快被小肠消化吸收,在小肠下段的回肠及大肠中存留,为微生物群落繁殖提供了底物(食物),底物可变性越高,越利于肠道微生物多样性的建立,因此建议宝宝的食物要多样化,每天要有12种,1周要有25种食物。饮食的地域差异也反映在了肠道菌群多样性上，东方人在饮食上注重高纤维和食物的多样性，与西方高糖、高脂、高蛋白的食物相比，肠道菌群更具多样化，更有利于胃肠道发育乃至机体的生长发育。

（毛志芹　中国医科大学附属盛京医院）

64 宝宝半岁后经常感冒发热，是否需要在家里高频度消毒？

宝宝半岁后经常感冒发热，可能与其免疫系统逐渐发育、肠道菌群建立的过程有关。在这个时期，宝宝的免疫系统正在适应外界环境，这一时期也是宝宝肠道菌群形成的关键时期，肠道菌群的多样性和平衡建立对免疫系统的发育和肠道正常功能的维持非常重要。通过接触一些微生物，宝宝的免疫系统逐渐能应对外界的各种挑战，有助于防范感染和减轻病程，过度的消毒可能对宝宝肠道菌群的建立产生负面影响。

半岁以后宝宝的生活环境仍以居家和接触家庭物品为主，因此，在家里并不需要过于频繁地进行高强度的消毒，过度消毒可能导致环境过于干净，影响宝宝免疫系统的正常训练。适度的清洁是有必要的，保持室内通风，确保宝宝的合理营养及饮食多样化，培养良好的生活卫生习惯，让宝宝在相对自然的环境中成长，有助于促进肠道菌群的丰富和多样性，不仅对宝宝的全面健

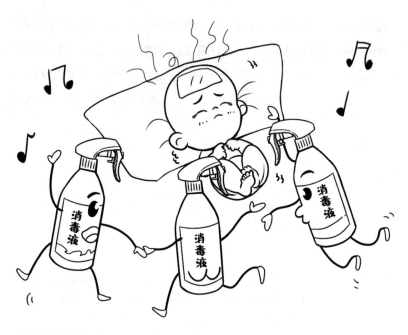

康发展有利，也是预防感冒和发热的重要因素。

（程茜　重庆医科大学附属儿童医院）

65 宝宝经常吃手，是否可用消毒剂和消毒湿巾擦手？

宝宝经常吃手是正常的生理行为，有助于他们通过口腔感觉认识世界。在处理宝宝吃手的问题时，使用消毒剂和消毒湿巾需要谨慎考虑。

首先，宝宝的皮肤比成年人娇嫩，对化学物质的敏感性更高。因此，在选择消毒剂时，最好选择专门为婴儿设计的无刺激、无酒精的产品，以减少对宝宝皮肤的刺激。

其次，频繁使用消毒剂和湿巾可能会破坏宝宝皮肤的天然保护层，不仅可能导致皮肤干燥、过敏等问题，也可能同时杀灭皮肤上的一些有益细菌，对菌群的平衡产生不利影响。

保持环境卫生和个人卫生是预防疾病传播的有效手段。定期洗手，尤其是在宝宝接触过公共场所、玩具等后，使用流水洗手或同时用温和的洗手液清洗宝宝的手部很重要。

（程茜　重庆医科大学附属儿童医院）

66 害怕宝宝生病，极少带宝宝出门，对宝宝的菌群发育会有影响吗，是否需要带宝宝多接触大自然？

宝宝的免疫系统是在与外部环境中各种各样事物接触后得到训练才逐渐适应和成熟的，肠道菌群基于同样理由也得以逐渐结构完善、种类多样并维持平衡。接触自然环境例如土壤、草地、树木中的微生物，有助于宝宝的免疫系统逐渐建立对各种微生物的适应性，增强抵抗力。因为害怕宝宝生病，过度避免宝宝接触

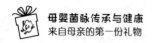
外界，则可能影响其免疫系统和肠道菌群的正常发育，错过发育的窗口期，对近期和远期健康都会产生深远影响。

当然，带宝宝出门时要注意选择适当的天气和场所，避免极端的气温和拥挤的人群。合理控制宝宝与其他儿童接触的时间，以减少病原体传播的风险。此外，要保持良好的个人卫生习惯，确保宝宝在外界环境中的安全。在户外活动后，及时给宝宝清洗手部，预防细菌的传播。

总之，适度的户外活动，多接触大自然，有助于宝宝更好地适应外部环境，不仅有益于宝宝的免疫系统和肠道菌群的发育，而且对宝宝的体格生长及神经心理发育都有积极的、重要的意义。

（程茜　重庆医科大学附属儿童医院）

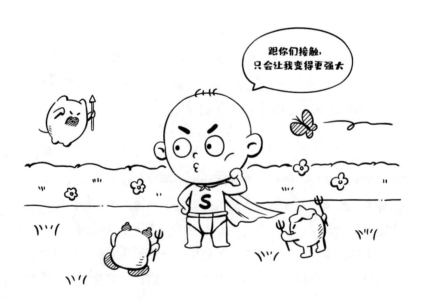

67 宝宝一感冒发热，宝妈立刻给使用抗生素，是否正确？

抗生素主要用于治疗细菌感染，而感冒通常是由病毒引起的，包括流感病毒、腺病毒等，抗生素对病毒无效。宝宝感冒发热时，家长不应自行决定使用抗生素，应先咨询医生，根据医生综合评估的结果确定宝宝感冒的病因，根据医生建议采取合适的治疗方案。

滥用抗生素不仅对宝宝没有益处，还可能导致一系列问题，如抗生素耐药性的增加、肠道菌群紊乱等。

对于感冒引起的发热，家长可以采取一些支持和对症处理措施，如：

（1）保持宝宝充足的休息。

（2）确保宝宝摄入足够的水分，以防脱水。

（3）使用医生推荐的退热药，按照剂量和用法使用。

（4）在医生的建议下，使用适当的抗病毒药物（如果感冒是由病毒引起的）。

（程茜　重庆医科大学附属儿童医院）

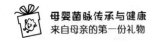
68 "不干不净，吃了没病"这句话有科学依据吗？

这句话在某种程度上反映了一些人的传统观念，但在科学角度上并不完全准确。保持环境清洁是重要的卫生习惯，但也需要注意不要过度消毒，以免影响身体的自然免疫系统和有益的菌群。

我们已知肠道菌群是人体内的微生物群落，肠道菌群的多样性和肠道菌群的平衡有助于调节免疫系统、防止过敏反应、帮助

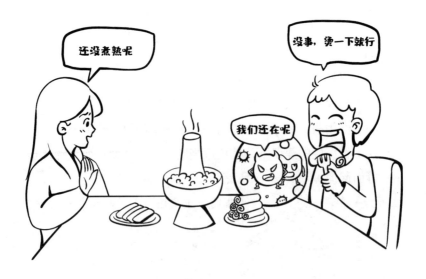

身体对抗有害的病原体，对维持身体的健康和免疫系统的正常功能至关重要。保持适度的清洁很有必要，但过度的清洁可能不仅会清除病原体，还会破坏一些有益的微生物，导致肠道菌群的失衡，进而影响免疫系统的发育和调节。在日常生活中保持清洁卫生的同时还要保持身体微生物间的平衡，从而促进自身免疫系统的健康发展。

食物安全涉及到防止食物受到细菌、病毒、寄生虫和化学物质等污染。食物中的微生物和有害物质可能导致食物中毒、感染和其他健康问题。因此，科学的观点是要保持食物的清洁和安全，以防止食源性疾病的发生。

以下是关于食品安全的建议：

（1）洗手：在处理食物前和进食前，要彻底洗净双手，以防止细菌传播。

（2）食材清洗：蔬菜、水果等食材要在食用前进行充分清洗，以去除表面的污染物。

（3）储存食物：储存生食和熟食要分开，确保储存温度适宜，避免细菌滋生。

（4）烹饪：确保将肉类、海鲜等食物烹饪熟透，以杀灭潜在的有害微生物。

（5）避免生食：尽量避免食用生肉、生蛋、生海鲜等潜在的食源性病原体。

科学的饮食观念是在食物准备、烹饪和食用时要保持清洁和安全，以确保食物不仅美味，而且安全卫生。

（程茜　重庆医科大学附属儿童医院）

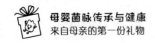
69 家里有宠物，会对宝宝的菌群建立产生影响吗？

一般来说，家中有狗狗或者猫咪，对宝宝的菌群建立有一些影响，但不一定是负面的。实际上，与宠物亲密接触可能会对宝宝的免疫系统产生一些积极的影响。

有研究表明，与宠物相处可以引入一些有益的微生物，促进宝宝肠道菌群的多样性。这种多样性与较低的过敏风险和更强大的免疫系统有关。此外，与宠物相处还有助于培养宝宝的责任

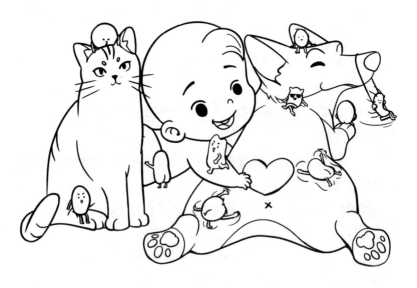

感、社交能力和情感表达能力。

然而，尽管宠物对宝宝的发展有积极作用，但仍然需要注意以下几点：

（1）卫生：宠物的卫生状况至关重要。确保宠物定期接受兽医检查、清洁，以减少潜在的过敏原和疾病传播。

（2）监控宝宝与宠物互动：宝宝与宠物的互动应该在成年人的监护下进行，以确保安全。

（3）过敏：尽管与宠物亲密接触可能降低过敏风险，但有些宝宝可能对宠物过敏。如果宝宝出现过敏症状，应及时咨询医生。

（程茜　重庆医科大学附属儿童医院）

第三章

婴幼儿肠道菌群的建立和发育对近期及远期健康影响

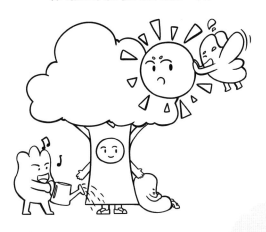

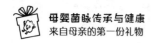
70 宝宝出生后多久形成相对稳定的肠道菌群？

　　新生儿出生时肠道内以需氧菌（如大肠埃希菌、葡萄球菌、链球菌和肠球菌）和兼性厌氧菌占优势，而后是厌氧菌（如双歧杆菌、乳杆菌、类杆菌及梭状芽孢杆菌等）占优势，双歧杆菌在出生后一周内逐渐增加并达到顶峰，成为新生儿的主要菌群。以后随着添加辅食，肠道菌群多样性逐渐增加；1~2 岁断奶后食物的种类越来越多，菌群变得越来越复杂多样，肠道菌群逐渐成熟，数量及种类更丰富，至 3 岁时形成结构相对稳定的肠道菌群，类似于成人。

（吴捷　首都医科大学附属北京儿童医院）

71 新生儿经常拉稀粑粑，是不是肠道菌群不好？

　　如果新生儿拉稀粑粑，但精神状态比较好，没有明显的哭

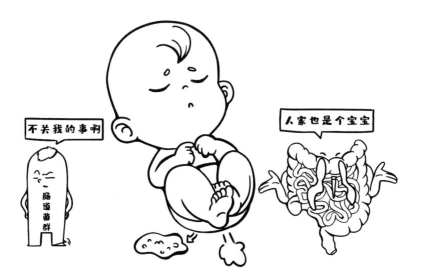

闹、腹胀、发热等症状，通常属于正常现象。这可能与新生儿的胃肠道发育不完善、肠道吸收功能差、乳糖酶分泌不足以及肠道内正常菌群尚未建立有关，并不是肠道菌群不好。尤其是母乳喂养的新生儿，由于母乳更容易消化吸收，可能会出现大便次数增多，大便较稀的情况。

（吴捷　首都医科大学附属北京儿童医院）

111

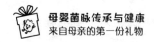
72 新生儿黄疸跟肠道菌群发育不良有关系吗?

新生儿黄疸的原因很多，如胆红素生成增多；肝细胞摄取胆红素能力低下；肝细胞结合胆红素能力不足；肝细胞排泄胆红素的功能不成熟；肠肝循环的特殊性，其中胆红素肠肝循环增加是新生儿黄疸的重要原因。

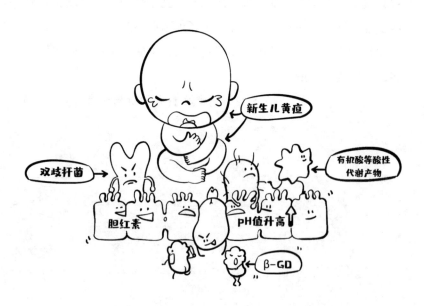

肠道正常菌群如双歧杆菌可以发酵分解乳糖，产生大量有机酸如乳酸、醋酸、丁酸等出现于肠道内，可使肠道 pH 下降，降低 β- 葡萄糖醛酸苷酶（β-GD）的活性，肠道内由结合胆红素转换而来的未结合胆红素减少；同时增加了胆红素转变为粪、尿胆原随排泄物排出体外的量，有助于新生儿黄疸的消退。

　　此外，分解发酵乳糖产生的有机酸等酸性代谢产物，可增加肠道内渗透压，使肠腔内水分分泌增多，降低粪便黏度，且能刺激肠蠕动，有助于肠道中胆红素的排出而加快黄疸的消退。而初生新生儿肠道内缺乏细菌或菌群数量少，肝脏排泄到肠道内的结合胆红素无法被细菌还原成粪、尿胆原，血非结合胆红素增加而出现黄疸。同时，新生儿肠道内双歧杆菌等优势菌群明显不足会导致产酸能力下降，肠道内 pH 升高，β-GD 活性随之增强，最终胆红素肠肝循环增加，黄疸加重。

　　　　　　　　（吴捷　首都医科大学附属北京儿童医院）

73　宝宝总是胀气，跟肠道菌群有关系吗？

　　肠道菌群通过代谢肠腔中的食物产气是肠腔内气体的重要来源，肠道菌群失调常常导致肠道产气紊乱，如肠道菌群中拟杆菌门、厚壁菌门等细菌可以对碳水化合物产生过度发酵，增加肠道产气。同时肠道菌群会影响胃肠蠕动，胃肠动力减弱也常常会导

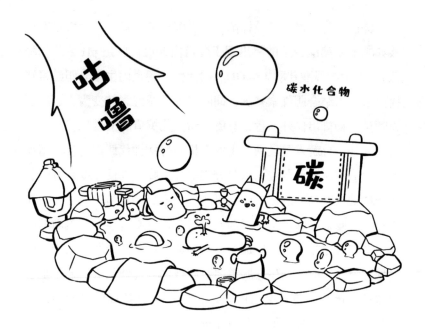

致气体排出减慢，出现胃肠胀气的症状。

（吴捷　首都医科大学附属北京儿童医院）

74 宝宝经常便秘，跟肠道菌群有关系吗？

肠道菌群的稳定对于消化功能的维持起重要作用，肠道菌群紊乱易导致多种消化系统疾病。一系列研究显示，功能性便秘患儿出现了肠道菌群失调，而肠道菌群和代谢产物的改变是便秘患儿病理生理改变的一个重要原因。便秘患儿粪便中的双歧杆菌、拟杆菌、乳酸杆菌均明显减少，梭杆菌、肠杆菌显著增多。同时肠道菌群的紊乱改变了代谢产物的构成，影响肠蠕动的速度，导致了便秘形成。例如双歧杆菌等分解乳糖产生的酸性代谢产物可增加肠道内渗透压，使肠腔水分分泌增多，降低粪便黏度，且刺激肠胃蠕动，易于排便。而肠球菌等可刺激结肠对水的吸收致大便干硬，加重排便困难。当然便秘还有许多原因如肠道的疾病、饮食的构成、心理行为因素等，肠道菌群紊乱只是原因之一。

（吴捷　首都医科大学附属北京儿童医院）

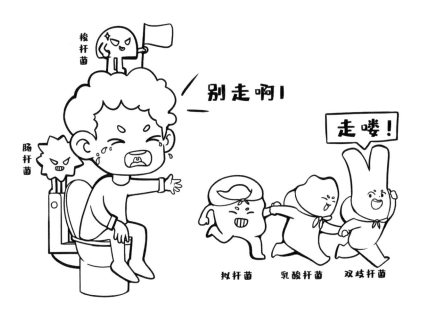

115

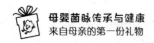
75 宝宝不好好吃饭、挑食厌食与肠道菌群有关吗？

　　研究发现肠道菌群紊乱在儿童厌食的发病中起主要作用。厌食症儿童肠道中的双歧杆菌、乳杆菌、肠杆菌数量与正常儿童相比存在明显差异，其中乳杆菌和双歧杆菌数量明显低于正常儿童，肠杆菌数量明显高于正常儿童。肠道菌群紊乱与厌食症两者互为因果，形成恶性循环。双歧杆菌主要通过与肠黏膜上皮细胞紧密结合而发挥生物屏障作用，同时还能在肠道内产生具有重要生理作用的有机酸，降低肠道 pH 及氧化还原电势，抑制致病菌

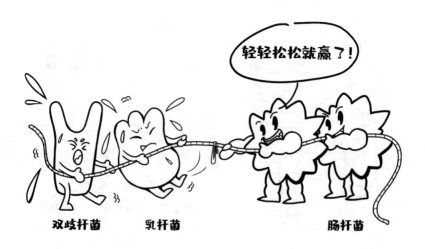

双歧杆菌　　　乳杆菌　　　　　　　肠杆菌

及条件致病菌的入侵，维持肠道微生态系统的平衡，此外，肠道菌群还可以促进肠道对锌、钴等微量元素的吸收和利用，促进幼儿食欲。

（吴捷 首都医科大学附属北京儿童医院）

76 宝宝总是感冒，和肠道菌群有关吗？

感冒是一种多发的儿科疾病，对儿童的生活质量、身心健康造成了严重影响。肠道菌群是定植在我们人体胃肠道内的细菌群

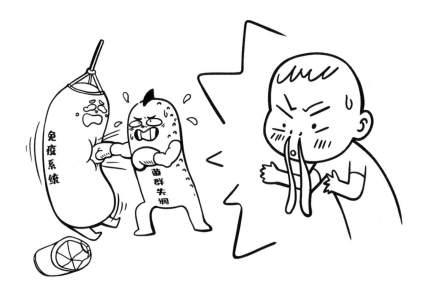

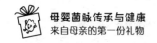
落，在一般情况下其组成和比例相对稳定，有助于营养物质的吸收，参与免疫调节，影响着体重和消化能力、抵御感染和自身免疫疾病的患病风险。研究表明，反复呼吸道感染和肠道菌群有着密切的联系。

在 0~6 岁的年龄阶段，由于儿童的肠道发育尚未成熟，屏障功能较差，免疫调节能力较弱，且定植在其肠道内的菌群并未实现相对稳定的平衡，其菌群会因为儿童饮食摄入、抗生素使用不当等因素而发生紊乱。菌群失调进一步影响了儿童体内免疫球蛋白的含量，从而影响了免疫系统的防御能力。多项研究表明，呼吸道感染患者的肠道菌群的丰富和多样性均有所降低，且在一项研究中证实反复呼吸道感染组的菌群失调发生率为 38%，与非反复呼吸道感染组 26% 相比明显较高，说明儿童肠道菌群失调与反复呼吸道感染两者之间呈现正相关的关系，由此可以反映造成小儿反复呼吸道感染的一个重要致病因素可能是肠道菌群失调。临床上一些益生菌已经应用于反复感冒患儿的预防，并取得了一定的效果。

（吴捷　首都医科大学附属北京儿童医院）

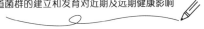

77 宝宝湿疹反反复复，和肠道菌群有关吗？

　　湿疹是一种慢性复发性炎症性皮肤病，常见于婴幼儿中，多数病例在 2 岁前发病，其中 6~12 月的婴幼儿发病率高达 75%，其发作时瘙痒明显甚至剧烈，不同程度地损伤了皮肤结构，极大影响着婴幼儿的生活质量和身心健康。研究表明，湿疹与肠道菌

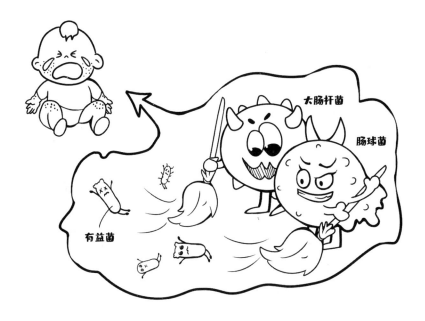

有益菌

大肠杆菌

肠球菌

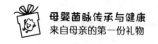
群的失调有着十分密切的联系。

在对湿疹儿童与正常儿童的粪便分析结果显示：湿疹患儿的双歧杆菌和乳酸杆菌较正常儿童显著下降；亦有研究对就诊的湿疹幼儿进行观察，发现其肠道菌群出现有益菌减少的现象。且湿疹患儿肠道菌群相比于正常儿童，其大肠杆菌、肠球菌相对占有优势；此外，一项研究提示人体肠道内的双歧杆菌和大肠杆菌的对数值比值与 Th2 存在负相关性，提示着双歧杆菌和大肠杆菌的数量发生失调会破坏 Th1/Th2 的平衡。以上证据提示，肠道菌群的失衡影响着 Th1/Th2 的比例，从而导致了反复湿疹的发生。益生菌应用于湿疹的辅助治疗，能够明显改善症状，减轻复发。

（吴捷　首都医科大学附属北京儿童医院）

78 婴幼儿的过敏性鼻炎与肠道菌群有关吗？

过敏性鼻炎又称变应性鼻炎，是由变应原刺激引起的，IgE 介导的 I 型超敏反应，其典型临床表现为鼻痒、打喷嚏、鼻漏（鼻涕）和鼻塞，严重影响着患儿的生活质量和身心健康。过敏性鼻炎作为最常见的变应性疾病，影响着全球 2%~25% 的儿童，是儿童最常见的慢性呼吸道疾病。

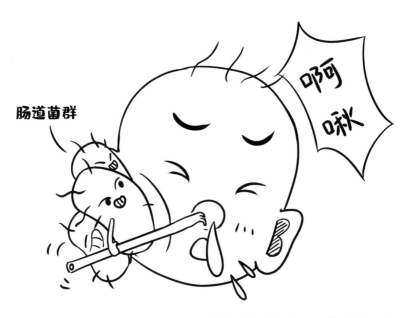

　　研究表明，过敏性鼻炎与肠道菌群的失调有一定的联系。在肠道微生物多样性方面，多数研究表明过敏性鼻炎发作期的儿童其菌群多样性和正常健康儿童相比显著下降；在特异性致病菌属方面，过敏性鼻炎发作期的儿童在类杆菌科、梭菌科、肠杆菌科等均有报道发生了丰度改变。肠道菌群多样性下降会影响肠道黏膜的稳态；肠道菌群的代谢产物及其衍生物可调节多种免疫细胞的功能代谢。除细菌外，肠道中真菌丰度较高的儿童在 6 岁时发生过敏性鼻炎的风险也有显著增加。

　　　　　　　　　　　（吴捷　首都医科大学附属北京儿童医院）

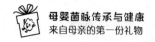
79 宝宝皮肤容易过敏，与肠道菌群有关吗？

皮肤过敏症是一种机体的变态反应，皮肤过敏性疾病在各类过敏疾病中患病率最高，严重影响着幼儿的生活质量和身心健康。研究表明，皮肤过敏与肠道菌群的失调有着十分密切的联系。

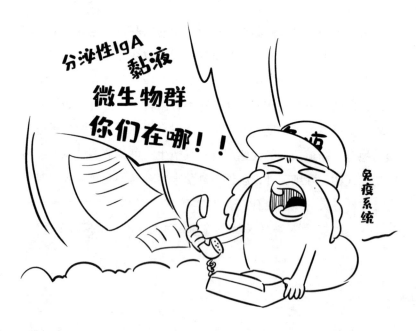

肠道微生物群的自然发育常受到剖宫产、配方奶粉喂养和抗生素治疗的干扰，同时这些因素也与过敏风险增加相关。剖宫产出生的新生儿在生命的头几天就出现微生物群多样性降低。婴幼儿的抗生素治疗可能会对微生物群的发育过程和日后抗过敏机制的微生物生成产生重大影响。另外，纯母乳喂养至少 3 个月被证明可以降低患特应性皮炎的风险，而在生命早期使用配方奶粉喂养可能增加过敏的风险。此外，新生儿的免疫系统是不成熟的，由于缺乏分泌性 IgA、黏液和微生物群，肠道屏障的功能受到干扰。因此，在生命早期，肠道定植细菌是激活防御机制、建立肠上皮屏障、建立免疫耐受性和改变身体对潜在过敏原反应的重要存在。

（吴捷　首都医科大学附属北京儿童医院）

80 宝宝食物过敏，和肠道菌群有关吗？

　　食物过敏反应是机体免疫系统对特定食物产生的不正常的免疫反应，可表现为腹泻、呕吐、皮疹等。研究表明，婴幼儿食物过敏与其肠道菌群失调有一定的联系。

　　肠道菌群一般从两个途径影响食物过敏，调节食物过敏相关的效应细胞和细胞因子的作用，以及调节肠腔黏膜层屏障的功能。有研究发现，与健康婴幼儿相比，食物过敏的婴幼儿肠道菌

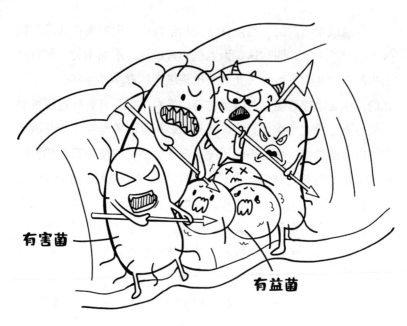

有害菌

有益菌

群中有益菌如双歧杆菌较少，而有害菌如梭状芽孢杆菌和葡萄球菌较多，且这些肠道菌群的变化发生在食物过敏之前，进而表明了肠道菌群的失调可能导致了婴幼儿的食物过敏。肠黏膜作为肠腔的重要屏障，其发育与功能维持与肠道菌群的组成和比例息息相关。儿童肠黏膜免疫系统发育尚不成熟，加上肠道内的菌群失调，使口服耐受的形成过程易遭受破坏，其增加了生命后期发生食物过敏的潜在风险。

（吴捷　首都医科大学附属北京儿童医院）

81 儿童哮喘，跟肠道菌群有关吗？

支气管哮喘是一种儿童常见的、以慢性气道炎症为特征的异质性疾病；具有喘息、气促、胸闷和咳嗽的呼吸道症状，伴有可变的呼气气流受限，呼吸道症状和强度可随时间而变化。哮喘可在任何年龄发病，大多始发于 4~5 岁以前。其发病率近年来日趋上升，极大地影响了儿童的生活质量和身心健康。研究发现，肠

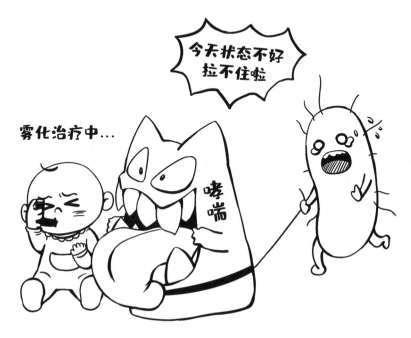

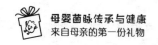
道菌群与儿童哮喘的发病具有较强的相关性。

　　研究表明，肠道微生物失调与哮喘和过敏性疾病的风险有关。人类中生命的前 1000 天代表了一个早期生命的关键窗口，在这个窗口中早期微生物生态失调的特征是四个特定细菌属的减少——毛螺菌属、韦荣氏球菌属、粪杆菌属和罗斯氏菌属。与非哮喘儿童相比，学龄时患哮喘的儿童在其 1 个月龄之前呈现出较低的肠道微生物组多样性；在婴儿 1 个月龄时，艰难梭菌的定植与儿童 6~7 岁时的喘息和哮喘有关；有许多因素可以影响婴幼儿肠道菌群的成熟和稳定，例如分娩方式、饮食摄入以及抗生素的使用等，这些因素影响着肠道菌群的多样性和病原菌的数量，进而影响着机体免疫系统的发育成熟，增加了哮喘等过敏性疾病的易感性。

　　　　　　　　　　（吴捷　首都医科大学附属北京儿童医院）

82 婴幼儿不爱与人互动，跟肠道菌群有关吗？儿童孤独症与肠道菌群有关系吗？

　　一些研究发现，肠道菌群的构成可能与儿童的社交行为和认知发展有关。一方面，肠道菌群的多样性和平衡可能对儿童大脑发育产生积极影响，与社交行为和情绪调节有关。另一方面，婴

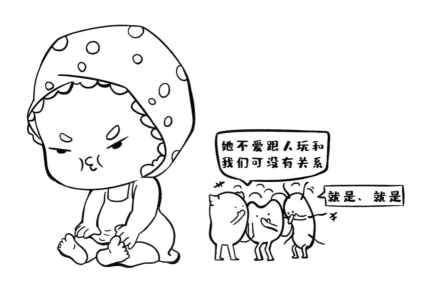

幼儿期的社交经验也可能影响肠道菌群的形成。目前有研究表明，婴幼儿不爱与人互动和肠道菌群之间存在一定的关系。但儿童的社交行为和发展受到遗传、环境、心理等多种因素的综合影响。肠道菌群只是影响儿童发育和行为的众多因素之一。因此，不爱与人互动并不一定与肠道菌群直接相关，也可能受到其他因素的影响。肠道菌群与人类行为和发展的复杂关系仍在研究中。

　　关于儿童孤独症与肠道菌群的关系，目前的研究仍在初步阶段。一些研究发现，孤独症患儿与正常儿童的肠道菌群存在差异，但这并不意味着肠道菌群失衡是孤独症的直接原因。研究人员正在努力深入了解这一关系，但迄今尚未达成明确的共识。

　　如果家长对于儿童的行为发育感到担忧，最好咨询儿童发育行为、儿童保健、儿童心理专业医生，以便获取个体化的指导和建议。

（程茜　重庆医科大学附属儿童医院）

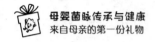
83 肠道菌群与婴幼儿的体格生长有关吗？

目前有一些研究表明肠道菌群与婴幼儿的体格生长可能存在关联，尤其是在早期生命阶段。因为肠道菌群在帮助食物消化、吸收和营养利用方面发挥关键作用，有研究发现，肠道菌群的失衡可能与婴幼儿的营养不良相关。例如，一些菌群的不足或过多

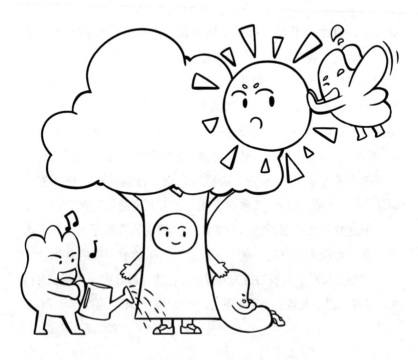

可能影响关键营养物质的吸收，而这些营养物质对儿童早期无论是体重增长还是线性生长均有重要作用；此外，肠道菌群也可能通过与免疫系统的相互作用影响婴幼儿的健康状况，比如严重的食物过敏、反复感染等也可以影响体重身高的增长。

需要注意的是，目前对于肠道菌群和儿童体格生长关系的研究仍在不断深入，科学界尚未形成一致的结论。肠道菌群与体格生长之间的关系受到多种因素的影响，包括遗传、营养、生活环境等。

如果家长对婴幼儿的体格生长问题感到担忧，最好咨询儿保医生。医生可以通过综合评估，提供更具体的指导和必要的检查，以确保宝宝获得适当的营养喂养指导及相关支持。

（程茜　重庆医科大学附属儿童医院）

84 肠道菌群与婴幼儿的钙、铁、锌等微量元素的吸收有关吗？

肠道菌群与婴幼儿的微量元素吸收可能存在一定的关系。肠道菌群对微量元素的吸收和代谢可以影响它们在人体内的利用和利用率。

铁：一些研究表明，肠道菌群可能与铁的代谢有关。铁是身体内非常重要的微量元素，对血红蛋白的形成和氧的运输至关重

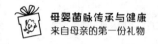

要。肠道内的一些细菌可以影响铁的吸收和利用，但这一关系非常复杂，有时也与宿主的生理状态和饮食有关。

钙：肠道菌群可能与钙的吸收和利用有关。某些益生菌和益生元（促进益生菌生长的物质）被认为有助于钙的吸收。这些微生物可能通过影响肠道黏膜的屏障功能、酸碱平衡等途径，对钙的吸收产生一定的影响。

锌：肠道菌群也与锌的吸收和利用相关。有研究表明，肠道细菌可能参与锌的代谢和调控。锌对于婴幼儿的生长发育、免疫系统和神经系统的正常发育都必不可少。

总体而言，肠道菌群与微量元素的代谢和吸收存在一定的关系，但这个关系非常复杂，受到多种因素的影响，包括肠道微生物的种类、数量、宿主的生理状态以及饮食等。有关肠道菌群和微量元素之间关系的具体机制和影响，科学研究仍在不断深入中。

（程茜　重庆医科大学附属儿童医院）

85 肠道菌群与婴幼儿的大脑发育和认知功能有关吗？

越来越多的研究表明，肠道菌群与婴幼儿的大脑发育和认知功能之间存在一定联系。这一领域的研究被称为肠—脑轴研究，强调了肠道与大脑之间的相互影响。目前认为肠道菌群与大脑发

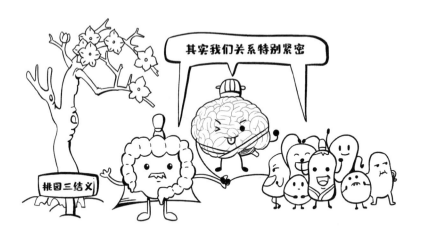

育及认知关系的作用机制有以下几种可能。

（1）神经传递物质的产生：肠道中的微生物可以产生神经传递物质，例如多巴胺和谷氨酸。这些物质可能通过肠—脑轴，即神经和免疫系统的相互作用，影响婴幼儿的大脑发育和功能。

（2）免疫系统的调节：肠道菌群可以影响宿主免疫系统的调节，而免疫系统与大脑发育和功能密切相关。免疫系统的活动可能通过炎症反应等途径影响神经元的发育和连接。

（3）神经发育的影响：一些研究发现，肠道菌群的失衡可能与儿童神经系统的异常发育和认知功能障碍有关，包括孤独症谱系障碍（ASD）等神经发育障碍。

目前肠—脑轴的研究仍在起步阶段，已有的研究表明肠道菌群可能通过上述几种机制与大脑发育和认知功能有关。尽管这个领域仍然需要更多的研究来深入理解具体的机制，但为我们认识肠道与大脑之间复杂的相互关系提供了新的视角。

（程茜　重庆医科大学附属儿童医院）

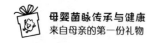
86 宝宝的菌群会影响疫苗接种的效果吗？

疫苗接种是预防传染病最有力的工具之一。疫苗能有效地对抗病原体，主要在于疫苗可以诱导针对病原体的强效和持久的免疫反应。然而，并非所有疫苗都能引起有效的免疫反应，个体和群体之间的反应差异很大。目前认为疫苗类型（减毒活疫苗、灭活疫苗、蛋白质、病毒载体或 mRNA）、免疫途径、剂量、疫苗接种计划和疫苗接种策略（同源免疫或异源免疫）是决定疫苗反应的关键因素，儿童接种的年龄、遗传、营养状况、所处地区、使用抗生素与否及使用益生菌和益生元与否等因素对疫苗有效性也有影响。近年有研究者提出，疫苗接种的有效性取决于疫苗、肠道微生物群和宿主免疫系统的相互作用。因为微生物群可能是调节先天和适应性免疫反应程度的天然佐剂的来源。佐剂的免疫生物学作用是增强免疫原性、增强抗体的滴度、改变抗体产生的类型、引起或增强迟发超敏反应的辅助物质。而不同年龄、不同的遗传背景、不同的营养状况、不同的地区、使用抗生素与否及使用益生菌和益生元可以造成身体的菌群的不同组成和多样性的区别，从而可能影响接种效果。

尽管有一些初步的研究支持肠道菌群与疫苗接种效果的关系，由于疫苗类型、免疫抗原、年龄、宿主遗传、营养因素、研究地理区域等多种因素影响免疫细胞的微生物群组成、功能和状态，目前的人体研究结果存在巨大差异。科学界对于两者关系的具体机制和影响仍需进一步明确。目前，为了确保宝宝获得最佳的免疫保护，建议家长按照医生的建议，遵循疫苗接种计划，确保在适当的时间接种适当的疫苗。

（程茜　重庆医科大学附属儿童医院）

87 儿童肥胖跟肠道菌群有关吗？

研究表明，儿童肥胖与肠道菌群的组成和功能可能存在关联。肠道菌群在体重调节和能量代谢中发挥着重要的作用，而菌群的不平衡可能与肥胖的发生和发展有关。

首先，肠道菌群是指生活在我们肠道内的微生物社群，包括细菌、真菌等。这些微生物在我们的身体中发挥着重要的生理功能。一些科学家发现，肥胖儿童的肠道菌群与正常体重儿童相比可能存在一些差异。这些差异可能包括某些细菌的数量和种类。其次，肠道菌群参与了我们身体对食物的消化和能量的吸收。不同的肠道菌群可能影响食物中的能量的利用方式，可能导致体重的增加。此外，肠道菌群还可以通过调节免疫系统和激素水平，影响食欲和新陈代谢。一些细菌的存在可能导致激素的变化，从而影响身体对食物的感知和处理方式。

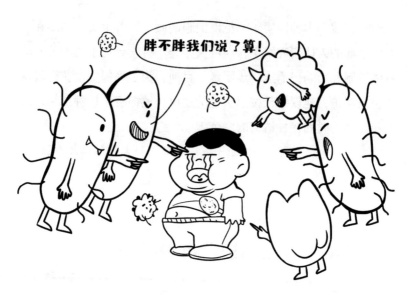

　　要维护良好的肠道菌群状态，我们可以采取一些健康的生活方式。如多吃富含纤维的水果、蔬菜和全谷物食物，这有助于提供营养并促进肠道健康。同时，合理使用抗生素，避免过度消毒，有助于保持肠道菌群的平衡。

　　虽然肠道菌群与儿童肥胖之间存在关联，但肥胖仍是一个复杂的问题，是多因素共同作用的结果。保持健康的生活方式，均衡饮食和适度运动，是预防肥胖的重要措施。

（程茜　重庆医科大学附属儿童医院）

第四章

微生态调整
策略

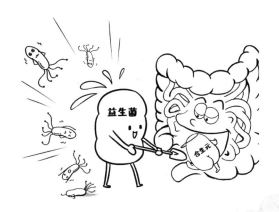

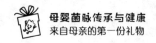
88 什么是肠道菌群平衡?

肠道菌群平衡是指肠道中定植的微生物群与微生物之间、微生物群与宿主之间所维护的动态平衡关系。正常情况下,肠道微生物群与人体之间保持着既相互依存,又相互制约的"动态平

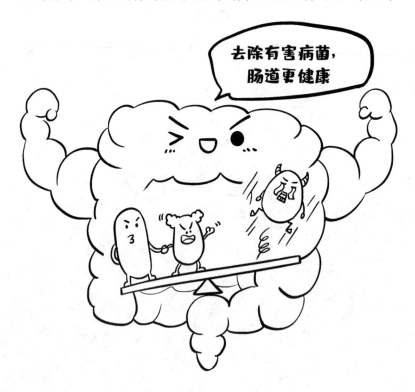

衡"关系，并维持终生，这种平衡既是维护胃肠道正常功能的必须条件，也是维护机体健康的基本条件。人体为所栖生的微生物群提供生存繁衍和营养代谢的场所，反过来这些微生物群又为人体提供了自身不能实现的支持和帮助，如合成维生素、分解食物，促进消化吸收、促进营养代谢，促进免疫功能的发育与成熟，促进器官的成熟，抗病治病等。

实际上按照正常微生物群在人体微生态系统中所占空间不同分为口腔微生态、胃肠道微生态、泌尿生殖道微生态、皮肤微生态和呼吸道微生态等系统，其中肠道内正常菌群的数量最多。这些正常菌群与人类经历了漫长的生物进化，两者间处于和谐的共生状态，对完善人体生理机能，促进免疫系统的发育和成熟发挥着重要作用，故而形成了共生菌与人体间相互依存、互为利益、相互协调又相互制约的统一，并体现出微生态的动态平衡，平衡则健康，失衡则致病。

（张琳　河北医科大学第三医院）

89 什么是肠道菌群失调？

肠道菌群失调是指肠道中的定植的微生物群与微生物之间、微生物群与宿主之间的微生态"动态平衡"关系由于某些原因被打破，使其由生理性组合转变为病理性组合状态，就是肠道菌群

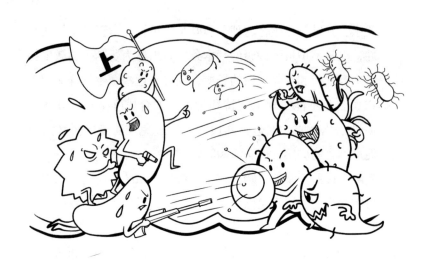

失调。具体体现在肠道内微生物与微生物之间的失调，微生物与人体间的失调，微生物和人体作为统一体与外界环境之间的失调。

　　导致肠道菌群失调的原因很多，这些原因对机体所造成的影响是一个逐渐累积的过程，虽然不可能立即导致患病，但也是致病的重要因素之一。临床上肠道菌群失调通常分为三度：①一度失调：指外在环境因素、宿主自身疾病或采取的医治措施导致机体肠道正常微生物群出现暂时性种类和数量的失衡，如果将导致失衡的因素去除，其菌群结构可逐步恢复正常。②二度失调：指将诱发失衡的原因去除后，失衡状态仍不能自行恢复，需采用微生态措施加以干预。③三度失调：又称"菌群交替症"或"二重感染"，指肠道正常菌群完全被抑制，继而代之的是以条件致病菌或外袭致病菌的大量优势化繁殖，如金黄色葡萄球菌、变形杆菌、绿脓杆菌、白色念珠菌、肺炎杆菌及大肠杆菌等，临床上可导致更严重的感染如肺炎、伪膜性肠炎、脓毒症等。

（张琳 河北医科大学第三医院）

90 肠道菌群失调后可以通过什么方式进行调整？

当机体出现肠道菌群失调时，需采取综合性微生态防治措施加以纠正，主要包括：

1.积极查找和治疗引发机体发生肠道菌群失衡的原发性疾病。

2.在改善营养状态基础上，合理地应用一些免疫调节剂，提高机体非特异性免疫，对扶正菌群平衡起到促进作用。

3.临床上应以保护机体微生态平衡基础之上合理采用医疗措施和药物防病治病，尤其是抗生素的应用，应根据个体疾病情况，再结合药敏试验，合理选择抗生素的种类、剂量和时间，尽可能采用窄谱抗生素，用量适度，全身感染严重者可选择非经口途径给药，尽量避免破坏肠道生境和损伤肠道正常菌群。

4.发生肠道菌群失调后，特别是在应用抗生素治疗之后或同时选择适宜微生态制剂，调整和恢复肠道正常菌群结构，如双歧杆菌、乳杆菌等原籍菌制剂，能直接扶正肠道菌群结构，也可选

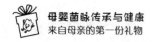

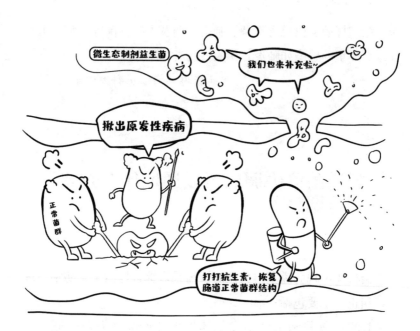

用共生菌制剂如枯草杆菌、芽孢杆菌等，以及真菌制剂如布拉氏酵母菌。

（张琳 河北医科大学第三医院）

91 什么是益生菌、益生元、合生元、后生素？

益生菌是指人体摄入一定数量，能够对机体的健康产生有益

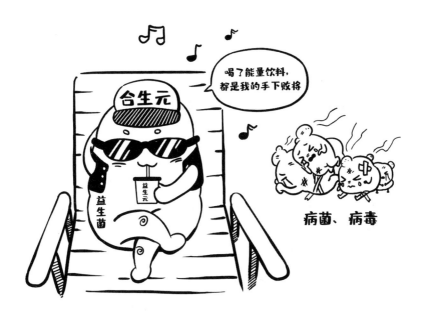

作用的活的微生物。益生元是指能选择性刺激人体肠道内一种或
几种有益作用细菌的活性或促其生长繁殖，又不被机体消化和吸
收的一类物质如乳果糖、蔗糖低聚糖、棉子低聚糖、异麦芽低聚
糖、玉米低聚糖和大豆低聚糖等。合生元是指益生菌与益生元按
一定比例制成的复合制剂。后生素又称"益生素"，指由活菌代
谢产物或细菌死亡溶解后释放的可溶性因子，并对宿主产生有益
作用。

（张琳　河北医科大学第三医院）

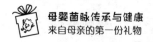
92 不同来源的益生菌制剂有哪些?

人们所熟知的微生态制剂，实际也称"微生态调节剂"，是利用能够对人体产生有益作用的微生物，或者能促进其生长繁殖的物质制备而成的制剂，具有维持或调整机体的微生态平衡，防治疾病和促进人体健康的作用。依据益生菌菌株的来源和作用机制不同而划分为原籍菌制剂和共生菌制剂。原籍菌制剂是指益生

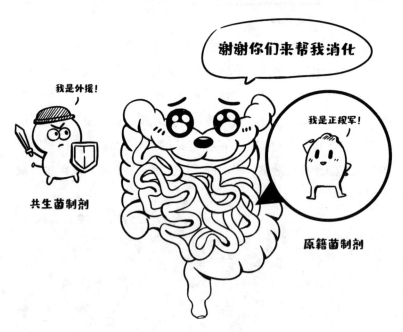

菌菌株来源于人体肠道原籍菌，服用后直接补充肠道原籍菌而直接发挥作用，如双歧杆菌、酪酸梭菌等制剂。共生菌制剂是指益生菌菌株是来源于人体肠道以外，但与人体肠道中原籍菌具有相互促进生长的作用，服用后能间接促进原籍菌生长繁殖，如芽孢杆菌、枯草杆菌等。唯一的真菌制剂是布拉氏酵母菌，是从荔枝果皮茶中分离出来，能够治疗腹泻，缓解腹胀，修复肠道黏膜，强化消化道的免疫功能。

（张琳 河北医科大学第三医院）

93 益生菌制剂如何储藏？

益生菌是一种有益于人体健康的活的微生物，在维护肠道微生态平衡，促进机体消化吸收和免疫系统发育方面发挥非常重要的作用。但是，如果储藏不当，其活性会下降，功效可能大打折扣。因此，正确的益生菌储藏方法十分重要。

1.低温保存（家庭中常用） 将益生菌制剂储存在低温环境下，如冰箱中，保持 2~8℃温度，以减缓其代谢活动，延长储存寿命。避免将益生菌制剂暴露在阳光下或高温环境中，以免影响其活性。

2.冷冻保存（工业级试验室中常用） 可将益生菌制剂存放至零下 80℃冷冻柜中保存，以保持其完整性和活力，延长储存

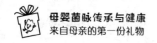

寿命。

3.干燥保存 可将益生菌制剂进行冷冻干燥，去除水分，可降低其代谢活性，延长其储存寿命。

4.真空保存 可将益生菌制剂进行真空包装，避免氧气、湿气等因素影响。

（张琳　河北医科大学第三医院）

94 益生菌可以天天吃吗？

益生菌是调节肠道菌群的制剂，在健康状态下，人体可以自行调节体内的菌群平衡，维护机体微生态平衡。如果你的宝宝很健康，没有任何不适，不建议天天服用益生菌制剂。

当宝宝出现消化不良表现如便秘、腹泻、腹胀等症状时，或处在某些疾病状态，或应用抗生素等药物时，可依据个体实际情况采用适宜的益生菌制剂，以调整肠道菌群结构，恢复肠道微生态平衡。因为益生菌制剂的应用存在菌株的特异性、剂量的依赖性和个体的差异性，最好在医生的建议和指导下，合理使用益生菌产品。

（张琳　河北医科大学第三医院）

95 为什么有些人吃益生菌制剂后放屁次数多了？

　　益生菌是定植在人体内有利于健康的、活的微生物，主要通过调节肠黏膜屏障功能和免疫功能促进营养的消化吸收，维护肠道健康。但有些人吃了益生菌制剂后出现放屁现象，需依据个体情况综合分析，如可能是药物的正常作用，也可能药物剂量过大或不耐受，或对益生菌产品赋形剂成分的过敏，以及饮食习惯等原因。

　　1. 药物的正常作用　口服益生菌在积极调整肠道菌群结构的同时也及时恢复了肠道蠕动功能，促进食物消化吸收，帮助排出了肠道内多余气体，从而出现放屁次数多现象，这属于正常现象。

　　2. 药物剂量过大　如果益生菌制剂服用剂量过大，可能会发生肠道菌群不平衡现象，产生大量气体引起放屁增多。需依据个体情况合理选择益生菌产品和剂量，以改善临床症状。

　　3. 不耐受　对于脾胃功能较弱的人，吃益生菌制剂后可能会产生不耐受现象，出现肠蠕动速度增快，出现频繁放屁，一般停止使用后即可改善。

　　4. 过敏反应　有些宝宝，尤其是过敏体质的宝宝，可能对益生菌制剂中的赋形剂成分过敏，引起胃肠道不适，导致胀气和放

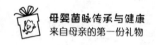
屁增多，建议及时医院就诊，由专业儿科医生进行判断调理。

5.其他情况 还有一些患胃肠疾病，或存在消化道感染等疾病的人群，服用益生菌制剂后放屁增多，其主要原因是胃肠不适人群，其肠道中缺乏健康的菌群，当服用大量益生菌时会导致肠道内菌群不平衡，从而产生大量气体，导致放屁增多。益生菌的赋形剂成分中多含有乳制品成分，如对乳糖不耐受，服用益生菌制剂会引发胃肠不适，导致放屁增多。另外，细菌感染可导致胃肠黏膜炎症、水肿，也会导致放屁增多。

除以上相对常见的原因之外，还有其他可能原因，如进食了大量易产生气体的食物，如豆类、洋葱、大蒜等，再加上益生菌的作用，会导致放屁增加；还有腹部着凉可加快胃肠蠕动，产气增多，出现放屁增多现象。更要提起注意的是临床要排除引起频繁放屁的病理情况，如肠炎、溃疡性结肠炎等，会导致胃肠蠕动功能异常，出现放屁增多。如出现这些病理状况需到医院，由专业儿科医生进行判断和诊治。

（张琳　河北医科大学第三医院）

96 吃益生菌会有依赖性吗？

益生菌是指给予一定数量的、能够对机体健康产生有益作用的活的微生物。益生菌可分为以下几类。

1. 原籍菌制剂　所使用的菌株来源于人体肠道原籍菌群，服用后可以直接补充原籍菌，发挥作用。

2. 共生菌制剂　所使用的菌株来源于人体肠道以外，与人体原籍菌有共生作用，服用后能够促进原籍菌的生长与繁殖，或直接发挥作用。

3. 真菌制剂　目前主要是布拉酵母菌，它来源于人体肠道以外，其作用机制类似上述两种制剂。

在人体与外界相通的腔道和体表有丰富的细菌生存着。这些菌群大多数对人体是有益处的，所以常常把它们叫做有益菌，这些菌群与机体处于共同生存的状态。一方面，机体为这些菌群的生存提供场所和营养；另一方面，这些菌群则对机体产生生理性的影响。正常情况下，肠道内的细菌会居住在其所在的位置，当菌群紊乱发生后，有益菌减少，其位置会空置出来，会给有害菌提供机会，或其位置会被有害菌所占据，从而对机体带来威胁。当通过口服或肛门注入益生菌，用它来纠正肠道菌群的紊乱。当肠道菌群紊乱纠正后，益生菌会通过抢位或占位来发挥作用，一旦肠道内细菌的空位子被益生菌占据后或饱和后，此时摄入肠道里的益生菌想停留在肠道，已没有位置或空间了，从而就会随着粪便排出体外，另一方面，益生菌是对机体健康产生有益作用的活的细菌，它发挥的作用是生理性的有益作用，所以不应该会产生依赖性。通过药品审批的益生菌制剂，需要参照说明书或在医生的指导下合理使用。

（黄永坤　昆明医科大学第一附属医院）

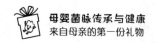

97　一天中服用益生菌最合适的时间是什么时候？

　　益生菌分为原籍菌制剂、共生菌制剂和真菌制剂。人的胃会产生胃酸，使 pH 降低，从而影响某些益生菌的生存，如对原籍菌制剂影响较大，而对共生菌制剂和真菌制剂几乎无影响。

　　人的胃酸产生有以下规律：①饥饿时分泌增加。②或与糖皮质激素分泌的规律一致，清晨高，逐渐下降，夜间尤其凌晨最低，激素会引起胃酸分泌增加，所以胃酸的产生也会有相应的规律。③饭后胃酸会被中和或稀释，酸度会被降低。④有些药物如奥美拉唑等会影响胃酸或胰液的分泌，从而影响肠道的 pH 值。

　　益生菌最好在睡前服用，这时胃酸分泌较少，胃的酸度不高，这会减少胃酸对某些益生菌的破坏或消化。另一方面，服下去的益生菌在胃停留的时间越短，越有利于益生菌尽快达到酸度低的十二指肠和小肠，因此，在餐前服用，可加快益生菌通过胃肠时间，减少胃酸对某些益生菌的破坏或消化。如果餐后服用，胃里大量食物排空需要 2~4 小时，益生菌在胃里停留时间过长，会被胃酸及消化酶大量灭活，从而影响到达肠道益生菌的数量，其疗效会大打折扣。

　　随着科技的进步，益生菌开始穿起防护衣了，也就是我们所说的包埋技术，可以保护益生菌不被胃酸破坏或消化。如果包埋技术好的话，益生菌的服用随意性可以更大。

采用冷冻干燥技术对动物双歧杆菌乳亚种 Bb-12 进行微囊包埋，不受胃酸、胆汁酸的影响，让益生菌最大限度地定植在您的肠道。

（黄永坤　昆明医科大学第一附属医院）

98　益生菌不能与哪些药物同时服用？

益生菌是临床常用的一种药物，有调节肠道菌群、帮助消化、提高人体免疫力等作用。

共生菌制剂如腊样芽孢杆菌、地衣芽孢杆菌和枯草杆菌等和真菌制剂如布拉酵母菌，对抗生素均不敏感，而原籍菌制剂多为细菌类的有益菌，如双歧杆菌、乳杆菌、酪酸梭菌等，其对临床常用的头孢拉定、庆大霉素、妥布霉素、氧氟沙星、环丙沙星等抗生素敏感，因此原籍菌的益生菌不能和对其敏感的抗生素类药物一起服用；益生菌与铋剂、鞣酸蛋白、药用炭片等药物同服，会被中和或结合后难以发挥作用，因此，最好不要与这些药物同时服用，以免影响益生菌的活性、降低药效。

（黄永坤　昆明医科大学第一附属医院）

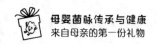
99 为什么使用抗生素后建议补充益生菌?

抗生素是一种用于治疗细菌感染的药物,当人们使用抗生素时,细菌会逐渐适应并产生耐药性,这意味着原本有效的抗生素将无法治疗相同类型的感染。这种情况已经变得越来越普遍,并且正在成为一个全球性问题。

另一方面,抗生素无论对肠道的有害菌还是有益菌,都会有杀灭或抑制的作用,一定量或一定时间的应用,会破坏肠道微环境或微生态,从而造成胃肠道的菌群紊乱,带来很多的机体功能性紊乱。一旦这种情况发生或被影响,肠道的微生态包括细菌群都需要很长时间才能恢复。有试验显示:单次急性抗生素处理可以引起不同年龄小鼠肠道菌群多样性的大幅度改变,并且在长达6~8 周的自然恢复状态下不能完全恢复。

因此,在使用抗生素之前,应按照说明书正确使用。如果不得不使用,最好"边抗边调",在使用抗生素时或之后及时补充益生菌。因为合理使用益生菌可以调节肠道菌群,纠正肠道菌群紊乱,同时还可以减少因应用抗生素所带来的副作用。

(黄永坤 昆明医科大学第一附属医院)

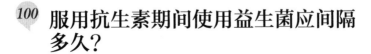 100 服用抗生素期间使用益生菌应间隔多久？

因为不同类的抗生素对细菌有不同的作用，如青霉素和头孢菌素有杀菌的作用，如大环酯类和磺胺类的药物有抑菌的作用。益生菌是对机体有益的细菌，不同类的抗生素对益生菌也有不同的作用。

一般食物在胃内停留的时间为 2~3 小时，高脂肪和高蛋白的食物停留时间为 3~4 小时。另外，大多数抗生素半衰期为 2~3 小时，即抗生素在体内 2~3 小时，它的浓度或量会减少一半。益生菌主要是调节肠道的菌群，维持胃肠道菌群的平衡，恢复肠道的功能，而抗生素主要发挥抗感染、消炎的作用，如果同时服用的话可能会导致细菌类益生菌的活性下降甚至是功能丧失。因此，为避免口服的抗生素和益生菌在胃肠腔内相遇，避开抗生素最高峰，即在服用抗生素 2~3 小时以后服用益生菌，可以保留更多益生菌，故建议间隔 2~3 小时交替使用为妥。

（黄永坤　昆明医科大学第一附属医院）

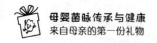

101 人体内微生物在正常体温下能很好的生存，为什么购买的益生菌要放在低温下保存？

细菌是微生物中的一种，微生物除了需要营养以外，还需要合适的环境因素如温度、pH 值、溶解氧、渗透压等才能生存。如果环境条件不正常，会影响微生物的生命活动，甚至发生变异或死亡。有资料表明在废水生物处理中，微生物最适宜的温度范围一般为 16~30℃，最高温度在 37~43℃，当温度低于 10℃时，微生物将不再生长，但并不死亡。

益生菌是很脆弱的，不需要冷冻保存，但也不能常温保存，而是要低温冷藏保存，因为益生菌的活性会随着温度升高而提升并进入发酵过程，长时间常温保存容易造成益生菌的活性或功效变化以及产品口味变化。低温冷藏保存才能最大限度地保持其中活性益生菌的数量。冷藏温度控制在 2~10℃左右，建议放入冰箱保鲜层。当温度超过 60℃时，益生菌会进入衰亡阶段。因此，益生菌产品最好是在冷藏条件下取出后直接食用，避免高温加热。

随着科技的进步，益生菌开始穿起防护衣了，也就是我们所说的包埋技术。好的包埋技术可以保证益生菌不受环境的变化影响，在室温条件下也可以长时间储存，当然不能把益生菌放到日晒、高温、潮湿的环境中，尽量要选择干燥、阴凉的地方存放，长时间放在不佳环境中，还是会影响其活性的。

（黄永坤 昆明医科大学第一附属医院）

102 酸奶能否起到和益生菌一样的效果？

酸奶是一种酸甜口味的牛奶饮品，是以牛奶为原料，经过巴氏杀菌（是将有害菌杀死）后再向牛奶中添加有益菌，如嗜热链球菌和保加利亚乳杆菌（德氏乳杆菌保加利亚亚种）（发酵剂），经发酵后，再冷却灌装的一种牛奶制品。

酸奶在发酵过程中，还会产生一些对机体有益的化学物质或成分，这些成分有类似益生元的作用，比如人体营养所必须的多种维生素，如维生素 B_1、维生素 B_2、维生素 B_6、维生素 B_{12} 等。发酵过程中会使奶中的糖、蛋白质有 20% 左右被分解成为小的分子，如半乳糖和乳酸，小的肽链和氨基酸等。经发酵后，乳中的脂肪酸可比原料奶提高 2 倍。食用酸奶后，对肠道本身和肠道的菌群都会有很好的调节和营养作用。

虽然普通酸奶没有特殊的益生菌，但营养价值也不能被忽视，能让我们获得蛋白质、钙和多种维生素，促进消化吸收。

益生菌酸奶在运输过程中容易导致益生菌被高温消灭，服用

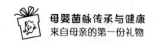

后不能很好地起到调节肠道平衡的功能，因此，益生菌酸奶应在低温中保存为妥。

根据国家标准，酸奶可分为 4 类：酸乳、发酵乳、风味酸乳、风味发酵乳。

（黄永坤　昆明医科大学第一附属医院）

103 益生菌产品中菌种含量越高越好吗？

可以明确地说不是这样的。因为肠道具有一定的复杂性，肠道内不同位置分布着不同种类的细菌或菌种，每一种益生菌对人体健康都有着不一样的影响。而肠道菌群的多样性，是健康肠道微生态平衡的标准之一，所以补充益生菌时，为提高肠道微生态平衡，应尽量以多种菌群制成的复合益生菌为主。

类似于家庭中有祖辈、父辈、子辈和孙辈等一样，益生菌也分不同的菌属、菌种和菌株等，但并不是越多越好。这取决于各个细菌相互作用产生的营养素。多重益生菌种相互配合就是复合型益生菌。我们说的单一菌种是指益生菌的原料。要想益生菌有针对性的健康作用，还需要经过大量的实验进行佐证。经过复合且实验证明过其价值的益生菌就是成品益生菌。然后在制备成例如冻干粉、压片、粉剂等。

复合性益生菌中的菌种搭配都是经过科学配比而成的，每个菌株都能够发挥自己特有的作用，这些菌种之间能够达到互利共生的关系，在综合提高人体微生态平衡的同时，还能保证菌群能够分别作用于肠道的各个部位当中，更加全面地维护人体健康。

应用益生菌时，追求的是一定的数量取到最佳的效果，当肠道健康时或肠道菌群处于平衡状态时，吃入的益生菌也不会在肠道停留，因为肠道里没有空缺或空位给它居住，这种情况下，它只能是个过客，所以不是菌种含量越高越好。

（黄永坤　昆明医科大学第一附属医院）

104 选用益生菌为什么建议选择原籍菌制剂？

根据菌株的来源和作用机制，益生菌制剂主要分为三类：原籍菌制剂、共生菌制剂、真菌制剂（参见问题96）。原籍菌制剂所使用的菌株来源于人体肠道内，口服后可直接补充原籍菌发挥作用，如双歧杆菌、乳杆菌等。共生菌制剂所使用的菌株来源于肠道外，口服后可促进原籍菌的生长与繁殖，或直接发挥作用，如芽孢杆菌、枯草杆菌等。真菌制剂如布拉氏酵母菌，所使用的菌株也来源于肠道外，有其独特的作用机制。

原籍菌是人体固有的有益菌如双歧杆菌、嗜酸乳杆菌、鼠李糖乳杆菌、罗伊氏乳杆菌，它源于健康人体肠道，与其他种类有

155

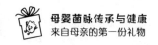
益菌相比，在人体内的安全性、稳定性更强，不会有致病性，原籍活菌有更多的益生作用，是最适合人体肠道的益生菌，它是肠道生物屏障的最忠诚、可靠的部分。

（黄永坤　昆明医科大学第一附属医院）

105 益生菌应该选择单菌株还是多菌株？

益生菌的作用是以"菌株"为准的，如长型双歧杆菌 NQ–1501，其中长型双歧杆菌是"种"，NQ–1501 才是"株"的代码，也就是说只有标注了 NQ–1501 的长型双歧杆菌才有调整菌群和增强免疫的作用。

通常来说，每个个体的肠道菌群有差异性，不同益生菌菌株所执行的功能也是不同的，单一使用一种菌株效果有限，多菌株益生菌制剂中的各菌株可引发"协同效应"，使菌株生存能力增强，能发挥更稳定有效的协同作用。这也是为什么当宝宝出现不同肠道症状时，吃同种益生菌时改善的程度也会不同。只含有一种菌株（单菌株）与加入多种菌株的宝宝益生菌（也称复合益生菌），无论在作用功效，还是性价比上都有一定的区别。

人体是需要肠道菌群多样化的，这也是维持健康的重要因素。但随着宝宝生病服用抗生素和饮食习惯的变化等等，都会引起肠道菌种减少、免疫力下降，不时出现腹胀腹泻、消化不良和便秘等肠道问题。作为维护人体肠道微生态平衡的益生菌，选择加入多菌种的益生菌来搭建更好的微生态，是更有效的调节健康的方式。

由于不同的菌种有不同的作用，菌群多样性高就意味着能产生更多不同类型的代谢产物，多种类型的代谢产物进入肠道，也能够为宝宝提供更丰富的营养来源，从而维持免疫系统的稳定以及整体的健康。有16项研究对比了多菌株益生菌与单一菌株的治疗效果，其中有75%显示多菌株益生菌较单一菌株更加有效。

经过科学配比，多菌种、高活菌对于调节宝宝微生态平衡，维持肠道健康具有重要作用。但菌种也并不是多多益善的，毕竟各个菌种之间可能存在拮抗性，因此，在多菌种同时摄入时，一种菌种产生的代谢物还可能会干扰其他菌株。

（黄永坤　昆明医科大学第一附属医院）

106　益生菌一般要吃多久？

益生菌一般服用1~2周的时间就可以了，但也要根据孩子的自身情况而定。

通常吃进去的益生菌自身在肠道内繁殖生长需要一定时间，一般如果有轻度菌群失调情况，可能吃肠道益生菌2~4周即可。但如果有严重菌群失调的情况，如菌群失调是因应用抗生素所

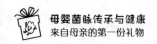
致，在补充益生菌的同时还必须应用抗生素治疗原发病，边补充边破坏的情况下益生菌使用的时间会更长，通常可能需要3~6个月。

益生菌是对人体非常有益的一类微生物，吃益生菌的主要目的是为帮助肠道内失调的菌群重新建立起正常平衡状态。人体内含细菌菌量非常大，所以要想完全靠吃进去的益生菌达到肠道内正常菌群的建立是不现实也不可能的。

吃的益生菌药物菌种比较单一，一般只含有一种，最多含有3~4种。所以要想让所有益生菌都能够达到平衡状态，可能还要序贯补充多种益生菌，这样才能起到很好的效果。

服用益生菌时要注意菌种及菌株的不同，个体差异、量效关系、时效关系、抗菌药的使用等，也应考虑宿主疾病因素以及其肠道菌群紊乱的程度，选择益生菌是单一菌株还是多菌株益生菌制剂，最好的方法是根据动态检测肠道菌群的变化结果做出选择。

（黄永坤　昆明医科大学第一附属医院）

107 益生菌是否适用于所有人群？

益生菌已被广泛运用到医疗、日常保健、食品添加等行业。益生菌的使用人群非常广泛。

1. 新生儿 由于新生儿的肠道菌群刚刚建立，为了使正常菌群尽早建立，除母乳喂养儿外，都需要适当补充益生菌。

2. 断乳期婴儿 肠道里 90% 以上都是益生菌，但是婴儿在断乳之后，有益菌会骤然减少，尤其是奶粉喂养儿，肠道菌群慢慢走向成人化模式。这个时候是肠道菌群生理性演替的重要时期，适量补充益生菌，可以尽快建立以双歧杆菌为主要菌群的肠内菌群，从而更好增加机体免疫力。

3. 青少年 现在的青少年由于物质条件的丰富，容易暴饮

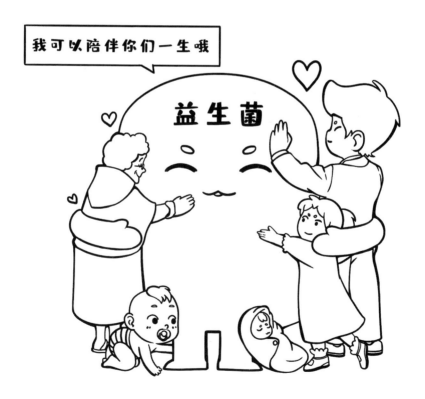

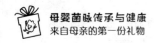
暴食和偏食厌食，肠道有益菌只剩下了 60%；但他们正处于身体发育的重要时期，适量补充益生菌，能够更好地巩固胃肠道功能，调理均衡营养。

4. 青壮年　我们身边的青壮年，正是拼博奋斗的时期，上有老下有小，工作交际应酬等导致大部分人压力过大，快节奏的生活，快餐和垃圾食品，熬夜失眠几乎是家常便饭，大部人容易肠道菌群失调，引发胃肠疾病，这时有益菌大概降低到 10%~30%，因此补充益生菌就特别重要。

5. 老年人　进入老年期，肠道内的有益菌数量大量减少，而有害菌却大大增加，导致肠道内垃圾堆积，肠内环境污染十分严重；这时有益菌只占到 1%~5%，再加上老年人新陈代谢减慢，各方面的功能都减弱，不仅容易形成便秘，还会引起解毒功能下降。肠道有益菌的大量流失，也加速了机体的衰老，因此，需要每天适当地补充益生菌。

（黄永坤　昆明医科大学第一附属医院）

108 益生元的来源有哪些？

益生元被认为是一种膳食补充剂，它是不能被小肠消化吸收的食品成分，可通过选择性的刺激一种或多种菌落中的细菌的生长与活性，而对宿主产生有益的影响，从而改善宿主健康。益生元主要包括各种寡糖类物质（Oligosaccharides）或称低聚糖（由 2~10 个分子单糖组成），概括的说法是功能性低聚糖。已开发成功的功能性低聚糖有果寡糖、大豆寡糖、半乳寡糖、异麦芽寡糖、木寡糖、甘露寡糖、壳寡糖、乳糖醇、异麦芽酮糖等 10 余种。

成功的益生元应是在通过上消化道时，大部分不被消化而能被肠道菌群所发酵的，最重要的是它只是刺激有益菌群的生长，而不是刺激有潜在致病性或腐败活性的有害细菌。

益生元主要来源于乳汁、蔬菜、水果、中药、植物等或人工合成的功能性低聚糖。

（黄永坤　昆明医科大学第一附属医院）

109 益生元补充多了会有副作用吗？

益生元是一种在肠道不会被消化的功能性低聚糖，它可通过选择性的刺激一种或多种菌落中的细菌的生长与活性，而对宿主产生有益的影响，从而改善宿主健康。不同功能性低聚糖如常见的异麦芽糖低聚糖、低聚果糖、低聚半乳糖、低聚木糖、低聚乳果糖、大豆低聚糖、菊粉、聚葡萄糖等都属于益生元的范畴。益生元食用后可直达大肠，在结肠中被大肠菌群发酵为能源而利用，并产生短链脂肪酸（SCFA），主要是醋酸、丙酸和丁酸以及乳酸和气体。人体肠道内除双歧杆菌和乳杆菌之外，几乎所有其他的菌群都能够产气，使人体出现不同程度的胀气和放屁现象。益生元被肠道菌群代谢后，可产生一定量的气体如 CO_2、H_2、CH_4 等。正常的饮食每天可以提供 5~10g 的非消化性寡糖，对健康成年人来说寡糖的有效剂量为每天 15~20g，少于 15g 一般为认为是服用量不足。

肠道菌群代谢食物所生成的有机酸，一方面可以提供人体所需的能量，另一方面可降低肠道 pH 值，形成不利于病原菌生存的环境，从而有效抑制肠道腐败物的产生，并提高对矿物质的吸收率，促进肠道蠕动而有利于排便。益生元的效果表现为对有益菌（如双歧杆菌、乳酸杆菌）的增殖效果，对有害菌（如梭菌）的抑制和潜在致病菌（如大肠杆菌、肠球菌、拟杆菌等）的非增殖效果。

总之，针对不同的食品种类和消费群体需求，都有对应的最适宜的益生元。不能说"某种益生元是最好的益生元"，而只能说哪些是适用范围较广的益生元。因此，食用者在面对不同益生元时一定要理性选择。

（黄永坤　昆明医科大学第一附属医院）

110 使用阴道用乳杆菌活菌胶囊可能助孕，是真的吗？

近年来，随着微生物基因测序技术的发展，人们逐渐发现正常女性的宫腔存在菌群定植，且 90% 以上为乳杆菌，而当乳杆菌占比小于 90% 时则称之为菌群失调。菌群失调又包括慢性子宫内膜炎及微生物总量低等不同情况，前者为致病菌定植，后者为包括乳杆菌在内的所有微生物菌减少。目前科研人员和医务人员已

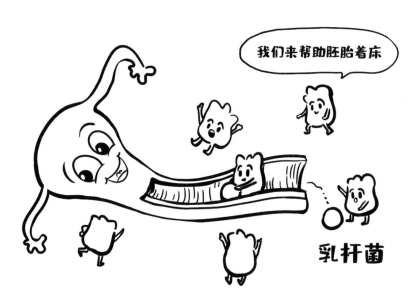

我们来帮助胚胎着床

乳杆菌

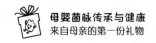
经意识到，宫腔内菌群平衡对于胚胎着床具有重要的意义。研究发现，菌群失调患者的着床率、临床妊娠率及活产率均显著降低。

对于子宫内膜炎足量抗生素治疗后，或者女性本身因为饮食、服药、生活作息不规律等生活行为造成宫腔内菌群失衡，是导致胚胎着床率低下的一个新的病因。因此，补充乳杆菌恢复宫腔微生物环境平衡至关重要。

目前医疗上所采用的乳杆菌补充剂型主要为阴道用乳杆菌，不仅可以调节阴道菌群，更重要的是通过迁移行为定植至宫腔，最终补充宫腔内乳杆菌，恢复菌群平衡，从而改善这一类女性子宫内膜接受胚胎着床的能力。

（徐步芳　上海交通大学医学院附属瑞金医院）

111 孕期得了阴道炎，医生为什么会开阴道用乳杆菌活菌胶囊？

乳杆菌作为益生菌，是阴道的健康卫士，守护着阴道环境的稳定，也是保护宫内宝宝避免外界病原菌感染的一道有力的防线。患有阴道炎的孕妈妈们往往存在阴道菌群失调，阴道内乳杆菌比例下降，而有害菌比例增加。乳杆菌活菌胶囊作为阴道局部使用的微生态制剂，所含乳杆菌活菌为健康妇女阴道内正常菌群，可定植于阴道并生长繁殖，其代谢产物乳酸和过氧化氢等物质能保持阴道正常酸性环境，抑制并消除有害菌的生长，存在其自身治疗优势，包括：①帮助外源性补充阴道内乳杆菌，与有害菌竞争空间及营养，抑制有害菌的繁殖；②孕妈妈使用较为安全，不必担心对胎儿存在不良影响；③有益的乳杆菌可以帮助维持阴道内环境稳定，有效降低有害菌上行感染宫腔的风险，降低不良妊娠结局的风险，帮助孕妈妈们平稳度过孕期。因此孕期罹患阴道炎时，根据个人情况酌情补充阴道乳杆菌制剂是十分有益的。

（张展，刘朝晖　首都医科大学附属北京妇产医院）

112 孕期使用阴道用乳杆菌可以预防阴道炎吗？

随着阴道菌群环境研究的日渐深入，人们对使用益生菌或者生物制品调节阴道微生物群的潜力越来越感兴趣。那么孕妈妈们使用阴道用乳杆菌可以有效预防阴道炎吗？

最近的研究表明，怀孕早期口服益生菌并不能改变阴道微生物群。但是阴道用的乳杆菌在预防细菌性阴道病方面有一定价值，有一项纳入了228名女性的随机对照研究发现，阴道使用乳杆菌可以预防甲硝唑治疗后细菌性阴道病的复发。

对于孕妈妈而言，我们不仅需要考虑药物的有效性，还需要

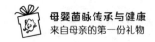
考虑阴道上药和操作的安全性。因此给出如下建议：无需常规使用阴道用乳杆菌预防阴道炎症，毕竟阴道上药如果操作不当反而可能增加流产或早产风险。但是对于已经罹患阴道炎症的孕妈妈而言，如果阴道微环境失调，阴道被大量有害菌占据，在治疗阴道炎症的同时，可以辅助使用一些阴道用乳杆菌制剂帮助恢复并巩固阴道微环境，以预防阴道炎症的反复发作。

但是益生菌的阴道使用也存在一些问题，比如乳杆菌阴道给药后到底能有多少菌真正定植下来，尚待进一步规范的前瞻性研究。

（张展，刘朝晖　首都医科大学附属北京妇产医院）

113 阴道用乳杆菌活菌胶囊对清除生殖道高危 HPV 病毒感染有帮助吗？

同一型别的高危型 HPV 持续感染与宫颈癌前病变及宫颈癌的发生密切相关。已有研究发现阴道菌群失调在 HPV 感染及子宫颈癌的发生发展中发挥了一定作用，表现为阴道内乳杆菌的减少，菌群多样性的增加，各种致病菌的增加。以乳杆菌尤其是卷曲乳杆菌为主导的阴道环境更加有利于 HPV 快速转阴，而细菌性阴道病相关厌氧菌主导的阴道环境则有利于 HPV 持续定植。因此有专家共识建议，积极规范各种阴道炎的诊治，恢复并维持女性下生殖道微生态正常环境，可以为 HPV 感染的预防及清除提供有益的帮助。乳杆菌活菌制剂可及时调整、恢复阴道微生态平衡，提高HPV转阴率，且不良反应发生少，安全性高。

不仅如此，阴道用乳杆菌活菌胶囊还可以改善HPV感染女性的阴道微生态指标，比如阴道pH值、过氧化氢浓度、阴道清洁度等，促进高危型HPV转阴。对于单纯HPV感染女性，单独应用阴道用乳杆菌活菌胶囊的HPV转阴率为86.7%~93.3%，明显优于随访观察组。

综上所述，阴道用乳杆菌活菌胶囊对清除生殖道高危HPV病毒感染有帮助。

（张展，刘朝晖　首都医科大学附属北京妇产医院）

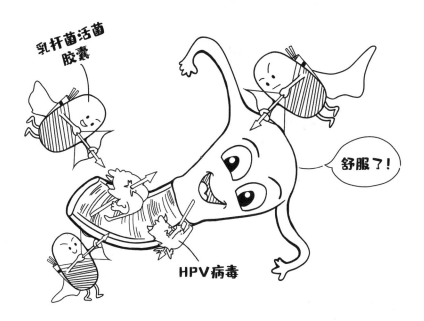

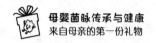
114 孕期便秘可以使用益生菌吗？

　　孕期发生便秘主要是因为在怀孕期间黄体产生大量孕激素，使肠道的平滑肌张力和活动减弱，粪便在肠道中存留时间过长，水分被逐渐吸收，导致大便干结而便秘。随着怀孕的进展，胎儿不断生长，增大的子宫向上进入腹腔对腹腔器官造成压迫，同时对乙状结肠施加压力造成机械障碍，减慢肠道蠕动也会导致便秘发生。此外，孕期的运动量减少，饮食和生活方式的改变会导致肠道内有益菌的数量减少，蠕动减慢，从而引起便秘。

　　益生菌可以通过改善肠道内的微生态环境，促进肠道运动，减少肠道对有害物质的吸收，从而软化大便，促使其排出。因此，益生菌可以有效地缓解和治疗孕期便秘，并增加孕期便秘患者的排便频率和次数。

（黎牧夏　首都医科大学附属北京儿童医院）

115 孕妇如何选择合适的益生菌？

益生菌可以作为一种有效的治疗措施，缓解孕妇多系统、多方面的症状，例如孕期肠道微生态失衡、孕妇泌尿生殖道感染等，从而减少妊娠期合并症和并发症的发生。然而，孕期益生菌的选择还要因人而异，根据自身状况选择合适的益生菌。同时注意菌株的安全性，可选择以双歧杆菌、乳杆菌为主的原籍菌制剂。比如，患有妊娠期糖尿病的孕妇，可以补充鼠李糖杆菌 GG 和双歧杆菌 Bb12，可改善孕妇的血糖水平和胰岛素的敏感性；孕前肥胖或孕期增重较大的孕妇，可以通过补充含有加氏乳杆菌的益生菌，更容易控制体重。

（黎牧夏　首都医科大学附属北京儿童医院）

116 孕妇和哺乳期的妈妈可以吃益生菌吗？

孕期的肠道健康管理很重要。在孕期，孕妇本身就可能存在肠道菌群紊乱的问题，并具有代际传递的风险。益生菌可以调节

169

肠道微生物菌群，促进肠道有益菌的增加，从而产生有益的代谢产物，增加代谢活性，调节免疫应答，提高免疫能力。孕期的多种并发症，如妊娠期糖尿病、妊娠期高血压、超重、肥胖、便秘等都与肠道菌群有直接或间接的关系。因此，在孕期可以通过补充合适的益生菌调节肠道菌群，减少孕期病症的发生，而在哺乳期，乳腺炎和产后抑郁也都可能与肠道菌群有关。哺乳期有效地补充益生菌，可以预防和改善乳腺炎，促进产后恢复；同时，还可以缓解哺乳期妈妈的精神压力，降低产后抑郁的发生风险。

（黎牧夏　首都医科大学附属北京儿童医院）

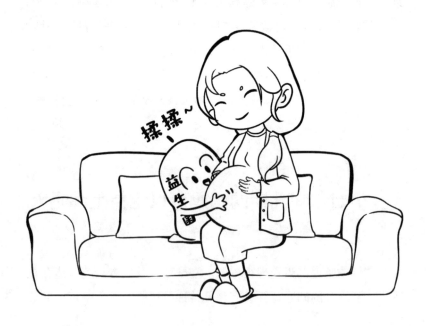

117 孕期和哺乳期女性补充益生菌，真的有助于预防或减少婴幼儿过敏性疾病的发生吗？

过敏性疾病已被证实与肠道菌群失衡有关。当肠道菌群发生紊乱时，肠道内共生菌阻止致病菌入侵、抑制炎症反应的作用减弱、免疫应答减弱，从而导致过敏性疾病的发生发展。Barker 教授曾提出健康与疾病的发育起源理论（developmental origins of health and disease，DOHaD），强调了生命早期所经历的环境因素（包括营养因素）会影响成年后患传染性和非传染性疾病的发生风险，因此母亲在孕期和哺乳期的饮食摄入与婴幼儿过敏性疾病的发生具有密切关联。

妈妈在孕期补充益生菌，能够在分娩时或通过母乳将益生菌传给新生儿，帮助其更快、更好地在新生儿期建立更有利的肠道微生物环境。肠道是新生儿出生后最主要的微生物菌群建立基地，也是免疫应激的关键来源之地。孕期或哺乳期补充益生菌可帮助婴幼儿建立成熟的免疫应答系统，也可促进其肠道黏膜免疫系统及肠道相关淋巴组织的正常发育，从而预防或减少婴幼儿过敏性疾病的发生。

（黎牧夏　首都医科大学附属北京儿童医院）

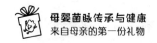
118 含益生菌的奶粉是否比母乳更健康？

母乳是宝宝最主要和最重要的营养来源，不仅含有丰富的蛋白质、碳水化合物、脂肪等营养物质，同时还提供一些可供婴儿生长发育的物质，如 SIgA（分泌型免疫球蛋白）、免疫活性细胞等。其中，母乳中的 SIgA 可以保护消化道黏膜，抵抗多种病毒、细菌；母乳中含有大量的免疫活性细胞，可以发挥免疫调节的作用；母乳中还含有丰富的乳铁蛋白，可以抑制细菌的生长。母乳还可以通过"肠道微生物—乳房环"调节婴幼儿的肠道菌群。此外，母乳中还含有人乳低聚寡糖（HMO），可以选择性地促进婴幼儿肠道内有益微生物的形成。

研究表明，母乳喂养宝宝的肠道菌群以双歧杆菌为主，大肠杆菌及艰难梭菌等有害菌的水平较低；与此相对，配方奶粉喂养宝宝的肠道菌群中艰难梭菌、脆弱拟杆菌、大肠杆菌的定植率更高。因此，母乳对婴儿十分重要，可刺激免疫系统的发育和成熟。虽然目前市场上的配方奶粉通过改变牛乳的营养素成分或添加益生菌使之尽量"接近"于母乳，但依旧无法替代母乳。

（黎牧夏　首都医科大学附属北京儿童医院）

119 宝宝多大可以吃益生菌？可以吃多长时间？

益生菌有许多健康益处，如改善肠道环境，增加免疫力，降低过敏反应和癌症风险，缓解腹泻症状，改善便秘等。此外还有一个优点是可被各种人群使用，包括婴幼儿、儿童、老年人以及病人等弱势群体。根据国家卫生管理部门颁布的《可用于食品的菌种名单》和《可用于婴幼儿食品的菌种名单》，有可能符合"益生菌"定义的菌株主要来自乳杆菌属和双歧杆菌属。婴幼儿早期肠道菌群也以乳酸杆菌和双歧杆菌为主，因此，宝宝从出生后就可以服用益生菌。尽管目前尚无证据表明长期食用益生菌有什么不良反应，但婴幼儿肠道屏障功能尚不完善，服用不当可引起细菌易位、菌血症、败血病、耐药基因转移等不良反应。因此，婴幼儿服用益生菌还需要根据不同的疾病需要，在专科医生指导下选择性使用。

（黎牧夏　首都医科大学附属北京儿童医院）

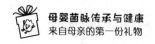

120 早产儿、低体重儿出生后需要补充益生菌吗？

　　早产儿和低体重儿的死亡率、消化道等疾病的发生率高，虽然具体的病因尚不清楚，但免疫系统和胃肠道发育不成熟都是其发生的危险因素。尽管益生菌具有多种有益作用，但对早产儿和低体重儿常规使用益生菌还需谨慎。由于早产儿和低体重儿体质较弱，补充益生菌可能引起胃肠道不良反应、全身感染、有害代

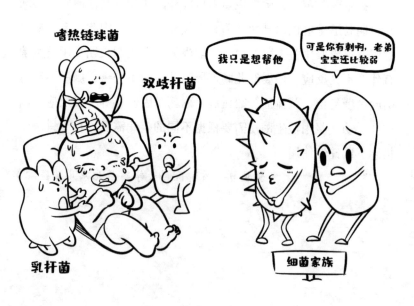

谢物活动增加、过度免疫刺激等不良反应等。目前可以建议使用的益生菌有鼠李糖乳杆菌、双歧杆菌、乳杆菌、嗜热链球菌等。但由于目前国内益生菌市场品种繁多、质量参差不齐，对于早产儿、低体重儿是否需要补充益生菌还需谨慎。

（黎牧夏 首都医科大学附属北京儿童医院）

121 剖宫产出生的宝宝是否建议补充益生菌制剂？

近年来，科学家们开始注意到剖宫产出生的宝宝在长大后，相比于阴道分娩儿来讲，在哮喘、肥胖等疾病方面存在较高的发生风险，有研究认为可能与生命早期肠道微生物的初始构建存在关联。

分娩方式究竟会不会影响新生儿肠道微生物的组成呢？

最近《Nature》杂志上的一项研究发现，不同分娩方式的新生儿其肠道微生物群构成确实存在明显差异，主要体现在剖宫产出生的新生儿肠道中缺乏阴道分娩儿所具有的共生菌菌株，替代的主要是机会致病菌如肠球菌和克雷伯菌，这些菌通常可在医院里传播。阴道分娩过程中，宝宝接触到妈妈产道的"有益菌"，从而定植在宝宝的肠道中生长繁殖，构建了一个良好的微生态环境，有利于肠道微生态平衡的及早建立，这有利于宝宝的成长。

然而剖宫产的宝宝，缺少了从母体中接触"有益菌"的环节，其肠道内"有益菌"要比阴道分娩儿要少得多，免疫力相对较低，更易患疾病。故有学者建议剖宫产出生的宝宝出生后可适度吃点益生菌，辅助增强肠道免疫功能，抵御外界病菌的入侵，这样可以少生病。另外还需注意的是，阴道分娩儿和剖宫产儿两者肠道菌群差异的原因也可能存在分娩方式之外的因素，如准备剖宫产的母亲在宝宝出生前服用抗生素以预防术后感染，这就意味着剖宫产出生的宝宝在出生前就通过胎盘经历抗生素的暴露。

对于剖宫产出生的宝宝，首先的建议是通过母乳喂养获取"有益菌"，这是非常重要的途径。哺乳期妈妈也可适当补充益生菌，通过母乳喂养让宝宝获得更多的"有益菌"。对于剖宫产而非母乳喂养的宝宝，可建议适当补充益生菌制剂，以弥补因错过通过阴道分娩可获得"有益菌"的机会和通过母乳喂养传递"有益菌"的时机。益生菌能够补充孩子体内缺失的"有益菌"，并通过刺激肠道免疫细胞，可以调节全身免疫，增加身体免疫力，让孩子拥有一个健康强壮的身体。

（张琳　河北医科大学第三医院）

122 非纯母乳喂养的宝宝是否建议补充益生菌？

每年的 5 月 20 日是"全国母乳喂养宣传日"，这是由国家卫生健康委为支持母乳喂养而设立的一项重要活动。母乳是婴儿最好的，也是最天然的食品，母乳中不仅含有三大"黄金"营养素，母乳中的双歧因子可促进益生菌生长。研究显示，母乳喂养的宝宝，其肠道双歧杆菌数量是非母乳喂养宝宝的 10 倍，这直接影响他们的胃肠功能和抗病能力。反之，非母乳喂养的宝宝肠道内双歧杆菌数量就要少很多，因为不能从妈妈那里得到充足的益生菌，可能会出现体质弱、食欲欠佳、大便干燥等情况。如果需要改善这些问题，就需为非母乳喂养宝宝适量补充益生菌制剂，以恢复肠黏膜屏障功能，促进免疫系统发育成熟和营养物质的消化吸收，这不仅关系到宝宝婴幼儿时期的健康，而且也会影响其一生健康。

（张琳　河北医科大学第三医院）

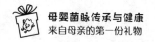
123 患新生儿黄疸的宝宝吃益生菌有用吗？

新生儿黄疸通常是因为胆红素代谢异常引起的血清胆红素浓度升高，从而出现巩膜、皮肤以及黏膜黄染的症状。新生儿黄疸主要分为生理性和病理性两种情况，生理性黄疸并不严重，多数情况下会在两周左右自行恢复，所以适当地吃益生菌可以帮助黄疸消退。但如果孩子是病理性黄疸，胆红素浓度相对比较高，单吃益生菌不会起到太大作用，需要到医院查找病因，对症治疗。

那么，新生儿黄疸的患儿吃益生菌制剂会有效果吗？

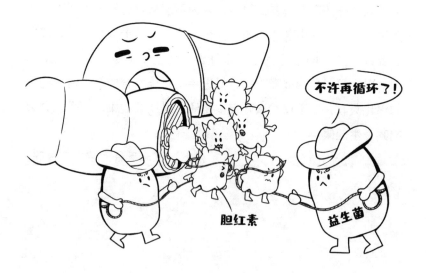

从理论上讲，益生菌对治疗新生儿黄疸是有一定益处的，对黄疸消退也是有一定作用的。益生菌的主要作用是减少胆红素的"肝肠循环"，促进胆红素排泄。所以，如果黄疸不是特别严重，通过口服益生菌维护机体微生态体系平衡，减少胆红素"肠—肝"循环，帮助黄疸消退会起到一定作用。若宝宝黄疸比较严重，特别提醒家长一定及时带患儿去医院就诊，查找引发黄疸的病因，在医生指导下合理治疗。

（张琳　河北医科大学第三医院）

124 为什么益生菌既可以治疗便秘，又可以治疗腹泻？

在日常生活和临床治疗中，关于益生菌的应用，很多家长和患者都会有这样一个疑问："为什么宝宝便秘的时候可以服用益生菌，腹泻的时候也可以服用益生菌？会不会吃错？"

首先，益生菌调节便秘或腹泻等胃肠功能紊乱不仅在临床治疗中证实获益，也得到了一系列的科学证据证明其有效性。因此，在患有便秘或腹泻时，服用益生菌都是没错的。

其次，益生菌从根本来说跟化学药品的机理不一样，它治疗便秘或腹泻并不是针对病因和症状来起作用的，它对便秘或腹泻的缓解，是通过补充肠道有益菌，恢复肠道原有的菌群微生态，

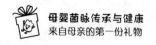
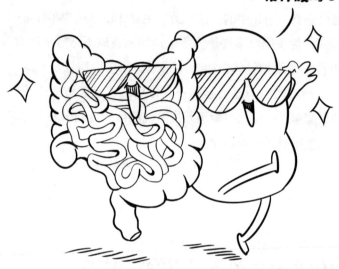

便秘腹泻小事一桩

调节和维持正常的肠道功能来起作用的。比如，腹泻时，肠道有益菌的代谢产物可以降低肠道 pH 值，抑制病原菌增殖，改善病原菌感染引起的腹泻；便秘时，代谢产物可改变肠道渗透压，增加肠道水分，从而软化粪便和增加粪便体积，改善便秘。因此，益生菌可同时有改善便秘和腹泻的作用，这不是悖论。

最后，还请各位家长和患者注意，机体的共生有益菌是丰富且多样的，不是所有益生菌都可以缓解便秘或腹泻，而是否能同时缓解便秘或腹泻，需要具体去看益生菌菌种。建议以缓解肠道功能紊乱为目的服用益生菌时，一定要阅读产品标签，查看产品中所含的菌株（菌株要有菌株号）类型和含量信息、产地和厂家信息、储存条件以及使用注意事项等。

（江逊　空军军医大学唐都医院）

125 益生菌能帮助宝宝改善肠胀气吗？

宝宝肠胀气是否可以吃益生菌，取决于引起肠胀气的原因。

口服益生菌缓解肠胀气是通过调节肠道内微生物菌群平衡、增进胃肠功能来实现的。所以，对于消化不良、胃肠菌群失调、肠道细菌过度生长等原因引起的肠胀气，可通过补充益生菌来缓解。此类情况建议在医生的指导下服用，如双歧杆菌乳杆菌三联活菌片、酪酸梭菌活菌散剂等益生菌制剂。

然而，如果宝宝肠胀气是由于肠梗阻、肠结核等病理性原因引起，仅仅服用益生菌则无法起到调节改善效果。因此，对于此类肠道疾病所引起的肠胀气现象，需要及时就医，并遵医嘱进行治疗。若是肠梗阻，则需要就医环境下进行胃肠减压，使用抗菌药物等方式进行保守治疗，严重时更需进行手术干预；若是肠结核则需要遵医嘱使用抗结核药物，具体建议在医生指导下规范治疗原发病。

（周莹，江逊　空军军医大学唐都医院）

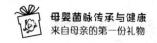

126 宝宝牛奶蛋白过敏，吃益生菌有用吗？

成千上万的细菌定植我们的胃肠道中，形成了肠道微生态系统。研究已证实，正常的肠道菌群具有多方面的生理功能，肠道

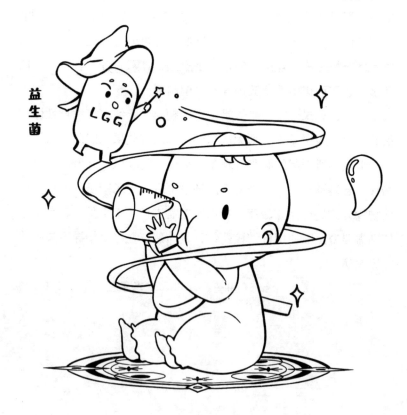

菌群失衡会导致多种疾病的发生，其中过敏性疾病的发生更是与肠道菌群的失调息息相关。

宝宝在妈妈宫腔内时是一个相对封闭无菌的环境，宝宝的肠道微生态环境是从分娩经过产道、开始母乳、添加辅食、接触外界环境等逐渐建立。因此在婴儿期，宝宝的肠道菌群定植是相对较少的，肠道免疫功能不完善，肠道屏障功能也较弱，当完整牛奶蛋白通过肠道进入血液，便可能引起过敏反应。因此，宝宝牛奶蛋白过敏，是可以通过补充益生菌，改善肠道菌群，以达到预防和辅助治疗牛奶蛋白过敏的目的。

市面上的益生菌琳琅满目，但我们要注意并不是所有益生菌都对牛奶蛋白过敏有效。在众多乳酸菌中，鼠李糖乳杆菌 GG 株（即 LGG）是被临床证实的对缓解牛奶蛋白过敏有效的益生菌，其可降低因牛奶蛋白过敏引起肠绞痛患儿的哭闹时间，并能缓解皮肤症状。因此，建议家长们在医生的指导下选择含有鼠李糖乳杆菌 GG 株（即 LGG）的益生菌，并配合水解蛋白配方奶粉一起帮助宝宝摆脱牛奶蛋白过敏。

（周莹，江逊　空军军医大学唐都医院）

127 婴儿肠绞痛，可以吃益生菌吗？

首先，婴儿肠绞痛是由于婴儿肠道内胀气，或者是肠道内

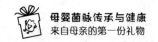
肌肉出现阵发性、强烈收缩而引起的疼痛，通常发生在傍晚或夜间。这时，宝宝往往会大声哭闹，喂奶、哄抱都难以缓解，宝宝面部会因哭闹不止而发红，口周发白，腹部肿胀尤其肚脐周围肿而且较硬，而当宝宝排便、排气后便会迅速恢复正常状态，停止哭闹，腹部也会变柔软。

面对婴儿肠绞痛，各位家长不用过于焦虑。因为，虽然诱发婴儿肠绞痛的因素包括胃肠神经系统发育、微生物菌群失调 / 炎症、外界环境刺激、乳糖代谢产生气体残留、哺乳时吸入过多空气等，但最主要的原因还是跟宝宝的发育阶段和个体差异有关。随着宝宝长大一些，胃肠功能和神经系统发育逐渐成熟，婴儿肠绞痛自然会好起来。

因此，在婴儿阶段，补充益生菌是预防宝宝便秘和肠胃不消化，改善宝宝肠道菌群，减少肠道菌群紊乱的很好选择。此外，当宝宝出现肠绞痛时，家长可以以肚脐为中心顺时针轻轻按摩抚触，或改变体位如趴卧、侧卧等，也可以用温毛巾热敷腹部、促进宝宝排气，缓解肠痉挛。

（周莹，江逊　空军军医大学唐都医院）

128 益生菌对婴幼儿湿疹有帮助吗？

宝宝娇嫩的皮肤出现了湿疹，主要表现为局部皮肤红疹、瘙痒，常常出现在面部、四肢，严重时可遍布全身皮肤。这种由于各种内外因素引起的婴幼儿湿疹其本质是一种变态反应性皮肤病，即过敏性湿疹。

2009 年，中华医学会《婴儿过敏性疾病预防、诊断和治疗专家共识》就曾指出："添加益生菌可能有助于改善婴儿湿疹的临床症状。"近年来，随着对婴幼儿湿疹发病机制研究的深入，国内《微生态制剂儿科应用专家共识》也指出，益生菌可作为湿疹等过敏性疾病的辅助治疗选择。也就是说，益生菌可以通过调节婴幼儿免疫系统预防和帮助缓解过敏性湿疹。

在众多益生菌中，鼠李糖乳杆菌 GG 株（LGG）是目前世界上研究最广泛的益生菌菌株。LGG 能通过与人肠道细胞的纤毛结合，在肠道有效定植，从而增强肠道上皮细胞之间的紧密连接，帮助恢复正常肠道通透性，支持肠道屏障功能，阻止完整蛋

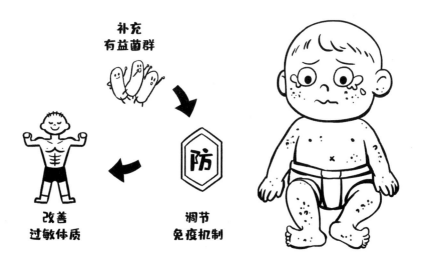

补充
有益菌群

防

改善
过敏体质

调节
免疫机制

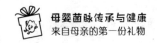
白分子进入血液，起到缓解症状的作用。但基于个体差异和益生菌产品治疗问题，建议家长在使用益生菌之前充分了解相关信息，并咨询专业医生。治疗湿疹时，应采取综合措施，如保持皮肤清洁、避免过敏原等，以更好地缓解症状。

（周莹，江逊　空军军医大学唐都医院）

129　孩子偏食、厌食，可以补充益生菌吗？

在生长发育阶段，孩子偏食、厌食，困扰了很多家长，特别是由于长期不思进食、食欲不振情况下所引起的营养不良和生长发育迟缓更是愁坏了家长们。

何为小儿厌食？小儿厌食是排除其他疾病因素的情况下，小儿长时间食欲不振、厌恶进食的一种病症。究其病因，可能是由胃肠动力不足，微量元素及维生素缺乏，幽门螺杆菌感染及肠道内菌群失调，摄食中枢与胃肠激素不平衡等原因导致。因此，小儿厌食的治疗需要根据孩子本身的具体情况进行个体化治疗，如果孩子存在幽门螺杆菌感染，可结合孩子具体情况及检查结果首先进行幽门螺杆菌感染的治疗以及适当补充益生菌，调节肠道微生态；如果孩子胃肠动力不足，亦可通过补充益生菌及促进胃肠动力药物调节胃肠道动力；如孩子是因为缺乏微量元素以及缺乏维生素，则可根据孩子的实验室检查结果，在医师的指导下针对

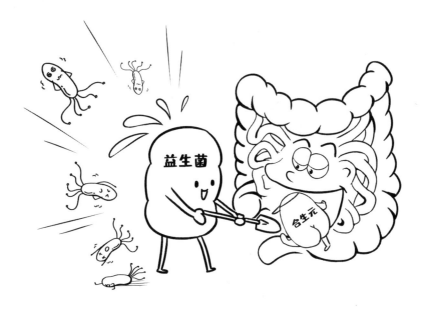

性补充相应的微量元素及维生素；最后，如果孩子偏食、厌食是由于摄食中枢与胃肠激素不平衡所造成的，可给予赛庚啶等药物促进孩子进食，益生菌则可以作为辅助治疗补充服用。

　　总之，肠道有益菌作为肠道健康的重要防线，及时补充有益菌不仅有利于肠道微生态环境平衡，还可以调节胃肠功能，达到辅助治疗的目的。

（江逊　空军军医大学唐都医院）

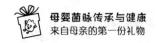
130 宝宝感冒发烧抵抗力差，多吃益生菌能提高免疫力吗？

肠道作为身体免疫的一道重要防线，除了完整的肠黏膜屏障外，肠腔内还定植着稳定、平衡的微生态菌群，这些丰富的有益菌也形成了肠道保护膜，防止有害菌群破坏肠道环境，入侵机体引发疾病。

当肠道失衡时，益生菌含量减少，不足以将致病菌排挤出肠道，就会产生肠道疾病，比如腹痛、腹泻、免疫力降低等问题。此时，给予补充益生菌、增加其数量，能抑制肠道有害菌的生长，同时给肠道提供维生素 B_1、维生素 B_2、维生素 B_{12}、丙氨酸等营养物质，维护肠道健康，从而提升免疫力。

对于正在感冒发烧的宝宝，家长首先要观察宝宝病情变化情况，如果发热超过 3 天，热峰越来越高，并且精神状态不佳，建议家长先行就医，由专科医生针对病因进行诊疗。当宝宝伴有消化不良、腹泻、便秘或其他需要额外补充益生菌来维持肠道微生态平衡的情况，可以在医生指导下使用对症益生菌辅助治疗。

当然，宝宝的免疫力不能单单通过补充益生菌来提高，还需要通过日常的饮食、运动、睡眠、定期接种疫苗等来提高。

（江逊　空军军医大学唐都医院）

131 益生菌有助于补钙吗？

我们知道，人体中超过 99% 的钙储存在骨骼中，而骨骼发育贯穿婴幼儿期直至青春期，是生长发育中非常重要的一部分。

大约 90% 的钙在小肠中被吸收，吸收过程主要分为两种途径：一种是钙离子在肠道上皮内的被动扩散；另一种是钙离子浓度梯度的主动转运，这两种吸收途径都依赖于健康完整的肠道上皮。补充肠道内有益菌，可在形成肠道保护膜的同时，增强肠道上皮屏障功能，有利于钙在小肠的吸收过程。

在日常生活中，我们可以从食物中摄取营养物质和微量元素，钙、铁等，但由于在肠道内如草酸等的存在，使这些对机体有益的微量元素的吸收受到影响。而益生菌在代谢过程中会产生乳糖酶，可将食物中的乳糖酵解成乳酸，维持肠道酸性环境，对钙、铁的吸收有良好的促进作用。在有益菌的生长过程中，还可以在结肠中产生短链脂肪酸，改善一些金属离子如钙、铁等的代谢和吸收。另外，益生菌还可以代谢产生氨基酸，也可促进钙、铁吸收。最后，益生菌还可以通过络合作用，络合微量元素，使微量元素更容易被肠道吸收，被身体利用。

因此，补充益生菌对提高人体对钙的吸收有很大帮助。

（江逊 空军军医大学唐都医院）

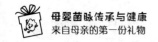

132 为什么有的宝宝便秘，吃益生菌没用？

便秘通常是由于肠道蠕动不足，不能及时将大便排出，从而使得肠道对其中水分吸收过度，造成大便干结最终难以排出。益生菌能够在肠道中产生大量短链脂肪酸，有助于刺激肠道蠕动，对便秘起到一定的缓解作用。

大部分新生宝宝的肠道都比较脆弱，肠道微生态也不够健全。因此，对于便秘的宝宝，服用益生菌可以改善平衡肠道微生态，会对宝宝排便有明显改善。那么，怎么吃才有效呢？

首先，益生菌种类繁多，想要缓解便秘，选择对症的有益菌菌株非常关键，因为益生菌的功效高度依赖于菌株的特定性。如果选择食品益生菌，建议选用我国卫生部门公布的《可用于婴幼儿食品的菌种名单》中的 7 个菌种 14 个菌株（表 1）。如果选用药品益生菌，建议选用说明书写有婴幼儿及儿童具体用法用量的产品，如"双歧杆菌乳杆菌三联活菌片"。因此，家长在选择的时候一定不要盲目，认清菌种的同时注意查看菌株号，并根据说明书用药。

表1 可用于婴幼儿食品的菌种名单

编号	更新后（菌株）	拉丁名称
1	嗜酸乳杆菌 NCFM	*Lactobacillus Acidophilus* NCFM
2	动物双歧杆菌乳亚种 Bb-12	*Bifidobacterium Animalis Subsp. Lactis* Bb-12
3	动物双歧杆菌乳亚种 HN019	*Bifidobacterium Animalis Subsp. Lactis* HN019
4	动物双歧杆菌乳亚种 Bi-07	*Bifidobacterium Animalis Subsp. Lactis* Bi-07
5	鼠李糖乳杆菌 LGG	*Lacticaseibacillus Rhamnosus* GG
6	鼠李糖乳酪杆菌 HN001	*Lacticaseibacillus Rhamnosus* HN001
7	鼠李糖乳酪杆菌 MP108	*Lacticaseibacillus Rhamnosus* MP108
8	罗伊氏黏液乳杆菌 DSM17938	*Limosilactobacillus Reuteri* DSM17938
9	发酵黏液乳杆菌 CECT5716	*Limosilactobacillus Fermentum* CECT5716
10	短双歧杆菌 M-16V	*Bifidobacterium Breve* M-16V
11	瑞士乳杆菌 R0052	*Lactobacillus Helveticus* R0052
12	长双歧杆菌婴儿亚种 R0033	*Bifidobacterium Longum Subsp. Infantis* R0033
13	两歧双歧杆菌 R0071	*Bifidobacterium Bifidum* R0071
14	长双歧杆菌长亚种 BB536	*Bifidobacterium Longum Subsp. Longum* BB536

其次，很多家长会认为，益生菌跟药物差不多，吃多了对身体有害。这其实是误解了益生菌的作用，益生菌从打开到服下中

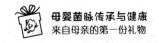

间肯定有被氧化的风险。宝宝要是吃的量不够，或者家长擅自减少益生菌的使用量，那么益生菌还没进入肠道就已经被消耗掉很大一部分，将很难达到预期效果。另外，益生菌的本质也是细菌，所以它不可和抗生素同时服用，如果抗生素跟益生菌一起服用，那么抗生素会顺手"杀死"一起同行的益生菌，吃了等于白吃。所以，如果需要两者一同服用，也建议相互间隔2小时以上。

最后，益生菌容易被氧化，容易在高温下失活，它最佳的生长温度跟我们的肠道温度相近，约37℃。因此，服用益生菌时，打开包装袋后不可长期接触空气，冲泡水温＜40℃，并且尽快服用以保证益生菌的活性。

因此，服用益生菌辅助治疗便秘，除了要选对有益菌菌株，还要用低于40℃的水随吃随冲，尽快服用，与其他药物同服时，要间隔2小时以上，并在医生指导剂量下按量服用，不要擅自减量。

（江逊　空军军医大学唐都医院）

133 宝宝吃益生菌，可以预防过敏性鼻炎吗？

无论是过敏性鼻炎还是过敏性哮喘，都是接触过敏原后引起的变态反应性疾病。过敏性鼻炎的典型症状为鼻痒、喷嚏、流清水样鼻涕和鼻塞。现在普遍认为，抗生素的使用、精细加工食品的出现、家庭规模的逐渐缩小、环境污染等因素，导致婴幼儿出生后很少暴露于微生物环境中，过敏性疾病的发生率也明显增加了。而黏膜免疫与微生物密切相关，微生物也参与调节个体黏膜免疫功能，因此，过敏与微生物亦是密切相关。

　　肠道作为人体最大的消化器官和免疫器官，其健康状态与宝宝的健康状态密不可分，而肠道的菌群微生态在形成的过程中也发挥着至关重要的作用。当宝宝生病的时候，病毒细菌等各种病原菌侵犯后肠道中的菌群就会失调，研究证实，过敏的宝宝大便中肠球菌与乳酸杆菌的含量较正常儿童明显减少，这时合理添加

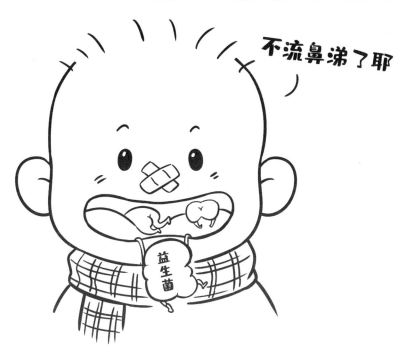

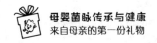

益生菌，的确可以起到治疗和预防的作用。

当然，益生菌是一个大家族，有不同的菌种，每个菌种又包含不同菌株。给过敏宝宝选择益生菌制剂，需要选择既符合国家标准又有针对性功效的益生菌才是安全、有效的。如果宝宝确诊为过敏性鼻炎或者过敏性哮喘等呼吸道过敏疾病时，建议家长在专科医生的指导下选择含瑞士乳杆菌、副干酪乳杆菌、婴儿双歧杆菌、鼠李糖乳杆菌、罗伊氏乳杆菌、短双歧杆菌的益生菌产品，这类益生菌在改善呼吸系统免疫功能和肠道免疫功能方面效果更优，有助于减轻过敏性鼻炎和过敏性哮喘患儿的症状。

最后，想要预防过敏性鼻炎，除了远离过敏原和口服益生菌之外，口腔和鼻腔卫生也很重要，要经常参加体育锻炼，增强体质，尽量避免呼吸道感染，保持规律的饮食起居，增强宝宝的抵抗力和免疫力。

（江逊　空军军医大学唐都医院）

134 宝宝总是拉稀，是不是该补充益生菌了？

作为与人体有共生关系的菌群微生物，丰富的多样性菌株是平衡内环境稳定的前提基础，而健康的菌群环境更是与健康的肠道环境"安危与共"。

当机体处于疾病或亚健康状态，尤其是存在消化道问题时，肠道菌群常常会失衡，条件致病菌会趁着受损或者紊乱的肠道微环境过量繁殖，从而引起一系列不适症状。此时适当补充有益菌，可以帮助维持肠道菌群健康；抑制胃肠道中的病原微生物生长，改善肠道转运能力，帮助被干扰失衡的肠道菌群恢复正常；有益菌还可以产生短链脂肪酸这类活性代谢物，参与调节肠道微环境；此外，益生菌还可参与调节个体免疫功能，影响机体的免疫反应。

因此，当宝宝总是拉稀，通过补充特定菌种或菌株益生菌（如鼠李糖乳杆菌 LGG、双歧杆菌、乳杆菌、嗜热链球菌和布拉氏酵母菌），对宝宝肠道稳态重建是有很大改善作用的。

但是，需要特别注意，宝宝出现稀便和 / 或排便频率增加（24 小时内排便 ≥ 3 次或每天粪便总量大于 200g，其中粪便含水量大于 80%，则可认为是腹泻），同时伴有发热、呕吐等（持续时间不超过 7 天），即为急性腹泻。此时，仅补充单一和多菌株益生菌可能效果欠佳，还需要结合宝宝的具体情况，口服补液盐适时补液、维持电解质平衡，蒙脱石散保护胃肠道黏膜，杜拉宝减少肠道分泌，补锌促进肠道上皮细胞修复等对症支持治疗。不过急性感染性腹泻，大多数为自限性疾病，家长们也不必过于焦虑。

（江逊　空军军医大学唐都医院）

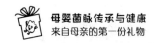
135 宝宝口气有酸味，吃益生菌有用吗？

宝宝口气有酸味，很大可能与喂养不当有关。俗话说：要得小儿安，得有三分饥与寒。因此，家长朋友们千万不要过度喂养，导致宝宝消化不良的发生。

宝宝各器官的功能完善是一个生长发育的过程，尤其是消化系统。在婴幼儿期，消化器官发育不完善，消化液分泌不足，消化酶的功能也不完善，胃及肠道内黏膜薄嫩，消化功能还不成熟。在生长发育成熟阶段，家长们应按需喂养、科学添加辅食，如果喂养不当或者饮食不合理，容易引起胃肠功能紊乱、消化不良，甚至胃食管反流，这时宝宝口腔就会有异味。

除此之外，口腔内存有积奶或者未及时清理的食物残渣；过度使用抗生素，致使胃肠道内菌群失调，杂菌大量生长繁殖；合并鼻炎、鼻窦炎，鼻腔感染等也会导致宝宝口臭。

那么，如何改善宝宝口气有异味呢？如果宝宝口臭返酸多出现在晨起，那大概率是由积食、消化不良引起的，家长们可以适当减少宝宝的食量，避免喂养过量，并选择益生菌调节肠道菌群辅助调理胃肠动力，以利于胃肠功能的恢复。通过口服益生菌后可以有效地缓解积食以及消化不良的症状，从而缓解口臭的症状。同时要多喝水，适当地参加户外活动，减少积食的症状。

如果宝宝口臭不缓解或合并其他不适症状，建议家长及时就医，在医生的指导下进行有针对性的治疗和药物调理，一般当原发病治愈时，宝宝的口臭也就会消失了。

（江逊 空军军医大学唐都医院）